TECHNIQUE
OPHTALMOLOGIQUE

ANESTHÉSIE, ANTISEPSIE

ET

INSTRUMENTS DE CHIRURGIE OCULAIRE

PRINCIPAUX TRAVAUX DU Dr A. TERSON

Maladies de l'œil (Traité de chirurgie clinique et opératoire publié sous la direction de MM. Le Dentu et P. Delbet. Tome V, 1897, p. 1-326).

Atlas-manuel d'ophtalmoscopie par O. Haab, édition française. — Additions par A. Terson. Trad. de A. Cuénod, 1896, avec 64 planches chromolithographiées et 13 figures dans le texte.

Sur la destruction du sac au thermocautère et son extirpation dans les fistules et tumeurs lacrymales rebelles (Arch. d'opht., 1891).

Les verrucosités hyalines de la papille optique (Arch. d'opht., 1892).

Les irrigations au permanganate dans le traitement de l'ophtalmie blennorragique (Arch. d'opht., 1892).

Les glandes lacrymales conjonctivales et orbito-palpébrales ; l'ablation des glandes lacrymales palpébrales, avec 6 pl., thèse de Paris, 1892.

Les glandes acineuses de la caroncule et l'encanthis inflammatoire (Arch. d'opht., 1893).

Remarques sur les phlébites orbitaires consécutives aux affections bucco-pharyngiennes (Rec. d'opht., 1893).

Sur la nature et la prophylaxie de l'hémorragie expulsive après l'extraction de la cataracte (Arch. d'opht., 1894).

Glaucome et déplacements du cristallin (Arch. d'opht., 1894).

Les troubles visuels graves après les hématémèses et les métrorragies (Sem. méd., 1894).

La chirurgie oculaire française au xviiie siècle : Pellier de Quengsy, avec portrait et 3 pl., G. Steinheil, éd., 1895.

Recherches sur l'état microbien de la conjonctive des ozéneux (avec Gabriélidès), sur la bactériologie clinique des paupières, de la conjonctive et de l'appareil lacrymal (avec Cuénod). (Arch. d'opht. et Gaz. des hôp., 1894 et 1895).

Contributions à la syphilis et à la dermatologie oculaires : Les papules syphilitiques de la conjonctive (Gaz. méd. de Paris, 1894). — Les gommes précoces du corps ciliaire (Arch. d'opht., 1896). — Un cas de corne palpébrale (Soc. de derm., 1895). — Action curative de l'érysipèle sur la lèpre oculaire (Soc. d'opht. de Paris, 1896). — Troubles oculaires dans l'érythème polymorphe (Assoc. des sc., 1895). — Complic. cornéennes des blépharites (Cong. d'opht., 1897).

Traitement de l'épisclérite par l'électrolyse (Clin. opht., 1897).

Traitement chirurgical de l'ectropion sénile (Arch. d'opht., 1896).

9671-97 — CORBEIL. Imprimerie Ed. CRÉTÉ.

TECHNIQUE
OPHTALMOLOGIQUE

ANESTHÉSIE, ANTISEPSIE

ET

INSTRUMENTS DE CHIRURGIE OCULAIRE

PAR

le Dr Albert TERSON

CHEF DE CLINIQUE OPHTALMOLOGIQUE A LA FACULTÉ DE MÉDECINE DE PARIS
LAURÉAT DE L'ACADÉMIE, DE LA FACULTÉ DE MÉDECINE ET DES HÔPITAUX
SECRÉTAIRE DE LA SOCIÉTÉ D'OPHTALMOLOGIE DE PARIS

Avec 93 figures intercalées dans le texte

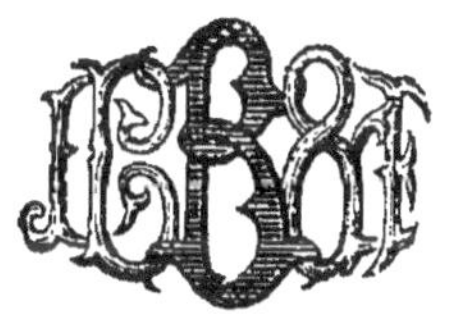

PARIS

LIBRAIRIE J.-B. BAILLIÈRE ET FILS
19, Rue Hautefeuille, près le Boulevard Saint-Germain
1898

AVERTISSEMENT

La chirurgie oculaire a été appelée à bénéficier considérablement de l'introduction de l'anesthésie et de l'antisepsie dans la chirurgie générale. Peut-être même la perfection à laquelle est arrivée la pratique de l'anesthésie locale et l'importance des séries d'opérations oculaires sans complications infectieuses, dépassent-elles les résultats cependant si beaux de la chirurgie générale antiseptique.

Quoi qu'il en soit, après les tâtonnements qui ont suivi les premières applications de l'antisepsie à la chirurgie oculaire, on a été forcé de reconnaître que, si la doctrine restait la même, la chirurgie viscérale et celle des voies urinaires, celle des fosses nasales, celle de l'œil, nécessitaient de considérables modifications dans le mode d'emploi des antiseptiques puissants, de notables atténuations de leurs doses, afin que leur action ne devînt pas dangereuse pour l'intégrité des organes eux-mêmes. De là, dans chaque spécialité, des recherches cliniques, bactériologiques, expérimentales, destinées à établir les correctifs désirés.

Pour ces chirurgies spéciales, il faut une discipline antiseptique spéciale.

Aussi, à la veille de mettre en pratique la technique opératoire qu'il a vu recommander et employer, le chirurgien qui se destine à l'exercice journalier de l'ophtalmologie peut-il éprouver quelques hésitations et quelques incertitudes; ce livre a pour but de les atténuer. Il présente en effet sous la forme la plus concise un ensemble de conditions dans lesquelles une opération bien exécutée doit réussir. Pour que l'intervention réussisse, il faut, comme on l'a dit, un coup de couteau bien donné; encore le faut-il aseptique. Si l'on se reporte aux souvenirs laissés par la pléiade des oculistes français du XVIIIe siècle, des Daviel, des Janin, des Pellier, d'une dextérité incomparable, privés du secours de l'antisepsie méthodique et de l'anesthésie, leurs statistiques, si belles pour l'époque, accusent encore quelques infections graves. Les Scarpa, les Dupuytren déplorent à la suite d'abaissement, d'extraction de cataractes, des panophtalmies avec méningites mortelles, et même des cas de pourriture d'hôpital. Il faut donc avoir introduit dans l'œil normal des instruments stérilisés, des collyres aseptiques, avoir, s'il y a lieu, tari une dacryocystite purulente, supprimé une blépharite, une conjonctivite, nettoyé des fosses nasales ozéneuses, pour que l'intervention sur la cornée ne soit pas suivie fréquemment d'un lendemain désastreux. N'a-t-on pas vu plusieurs procédés opératoires excellents, tels que l'extraction à lambeau, revenir en faveur lorsque l'anesthésie locale et l'antisepsie leur ont assuré de meilleures suites?

Nous avons groupé d'abord les pratiques de l'*anesthésie générale* et *locale*, de l'*antisepsie* du *malade*, du *chirurgien* et du *matériel* chirurgical. Pour un grand nombre de ces manœuvres, nous avons eu présents à la mémoire les résultats que nous avons vu obtenir par notre père, le Dr Terson (de Toulouse) dont nous avons été pendant trois ans l'assistant, par MM. Trélat, Polaillon, Le Dentu, dont nous avons été l'externe et l'interne, enfin et surtout par M. le Professeur Panas, dont nous avons été successivement l'interne, le chef de laboratoire et le chef de clinique. On ne nous reprochera pas d'avoir principalement parlé de ce que nous avons pu vérifier et de ce qui nous a réussi : nous avons donné au lecteur les indications qui lui permettront de retrouver la pratique, souvent sur bien des points excellente, d'autres chirurgiens.

Nous avons accompagné cet exposé, d'une *Étude sur les instruments de chirurgie oculaire*. Décrivant exclusivement les instruments que nous croyons « nécessaires et suffisants », ceux avec lesquels on peut exécuter *toutes* les opérations sur l'œil et les annexes, sans s'encombrer d'instruments inutiles, moins bons ou dangereux, il nous a semblé intéressant de montrer aussi d'où étaient venus ces modèles, depuis les temps les plus anciens, et comment chaque instrument réalisant une indication formelle, est arrivé par une sélection progressive au type actuel. De là, un assez grand nombre de détails historiques, de recherches sur des points oubliés ou inconnus, et quelques reproductions d'anciens dessins. Ce livre n'est du reste que le développement d'une des leçons du cours technique de chirurgie oculaire que nous faisons, avec l'autorisation de M. Panas, à l'Hôtel-Dieu, depuis 1892, et c'est pour répondre au désir de quelques-uns de nos auditeurs que nous avons cru devoir le rédiger.

A. TERSON.

Paris, le 15 février 1898.

TECHNIQUE

OPHTALMOLOGIQUE

ANESTHÉSIE — ANTISEPSIE — TECHNIQUE INSTRUMENTALE

PREMIÈRE PARTIE

L'ANESTHÉSIE DANS LA PRATIQUE DE LA CHIRURGIE OCULAIRE

Aussi bien pour la chirurgie oculaire que pour la chirurgie générale, l'anesthésie reste une des conquêtes du XIXe siècle. L'emploi des potions et des inhalations alcooliques et narcotiques (mandragore, morelle, opium), la compression des veines, des troncs nerveux, des carotides, l'hypnotisation, n'ont même jamais été mentionnés dans les livres de chirurgie oculaire, et on sait qu'ils n'ont occupé en chirurgie générale qu'une place restreinte.

Dès la découverte de la véritable anesthésie gé-

1.

nérale (1846-1847), l'éther et le chloroforme furent utilisés pour les opérations sur les yeux.

Quant à l'éther, quelquefois employé par Cunier, Jacob, Lawrence, Velpeau, Rigaud, Sédillot, Sichel et d'autres pour diverses opérations (iridectomies, opération de la fistule lacrymale, énucléation, etc.), ce mode d'anesthésie n'entra guère dans la pratique, étant mal connu dans sa technique et cadrant peu avec l'usage de nombreux oculistes d'opérer leurs malades seulement assis.

La plupart du temps, les opérateurs ne poussèrent pas assez loin l'administration de l'anesthésique, et c'est au milieu des efforts du malade et de sa résistance à moitié inconsciente et d'autant plus brutale, que le chirurgien se voyait obligé d'abandonner son opération ou d'attendre le réveil du malade, qui, dans ce dernier état, avait encore au moins tout son sang-froid. Aussi, à quelques exceptions près, les essais furent si peu heureux que l'abstention parut préférable, et que de telles restrictions furent faites par ceux qui s'en déclaraient partisans que certains ne l'admettaient même pas pour une énucléation, à plus forte raison pour toute intervention sur le globe.

En présence des résultats combinés de la routine, de l'effroi, et de l'ignorance d'une technique suffisante, on ne doit pas s'étonner que l'éther n'ait eu en chirurgie oculaire qu'une faveur des plus relatives. Il est même permis de penser que le chloroforme bénéficia, dès son apparition, de la répulsion qu'avait inspirée l'éther, la comparaison étant à son avantage, vu qu'avec une anesthésie plus prompte, une grande partie des inconvénients de l'éther étaient supprimés.

Le chloroforme recruta assez rapidement un plus grand nombre de partisans, à l'étranger (Jungken, White-Cooper) et en France, où Jobert et Sédillot l'employèrent pour presque toutes les opérations oculaires. Malgré le bénéfice réel de l'anesthésie, les accidents mortels provoquèrent une période d'hésitation, et, tandis que divers opérateurs retournaient à peu près exclusivement à l'éther, beaucoup, surtout en France, restèrent, jusqu'à l'application de la cocaïne, sur la réserve et n'employèrent le chloroforme que dans les opérations longues et douloureuses. On peut affirmer qu'en 1880 par exemple, on ne donnait qu'exceptionnellement en France le chloroforme pour une extraction de cataracte ou une iridectomie, et nombre de chirurgiens ne l'ont jamais même employé pour ces opérations. A l'étranger, en particulier en Angleterre, en Amérique, berceau de l'anesthésie générale, dans certaines parties de l'Allemagne, la chloroformisation ou l'éthérisation faisaient partie de toutes les opérations oculaires, même de l'extraction de la cataracte. Quelques rares éclectiques (Hirschberg) n'allaient pas jusqu'à mettre en pratique régulière cet absolutisme, qui a peut-être été l'origine d'un certain nombre d'accidents mortels, assez peu justifiables, puisque pendant le même temps un grand nombre d'oculistes obtenaient de longues et heureuses séries d'opérations sans anesthésie locale ou générale (1).

Mais, d'une façon générale, en France, on s'attacha à établir des indications et des contre-indications de l'anesthésie en chirurgie oculaire. Bien des diver-vergences se sont produites à ce sujet, entre les chirurgiens, et plusieurs ont même changé d'avis à diverses périodes de leur vie. Quoiqu'il soit inutile d'insister sur les affirmations si variées et si contradictoires qui se sont traduites à cette époque par des écrits qui ont perdu presque toute leur portée, il était à désirer qu'un nouvel élément intervînt dans le débat, afin d'amener un profond changement dans le terrain d'une discussion interminable : cet agent, l'anesthésie locale, survint en effet, et sous une forme dont la chirurgie oculaire devait bénéficier entre toutes, l'emploi de la cocaïne sous diverses formes, et à doses variables. Tous les autres agents d'anesthésie locale restaient (réfrigération, appli-

(1) Consulter pour les détails la thèse de Simiers, sur l'Anesthésie en chirurgie oculaire (Paris, 1896), que nous avons inspirée.

cations topiques, etc.) sans résultat utile ou provoquaient des accidents.

Une ère nouvelle a été inaugurée par l'application, en 1884, de la cocaïne à la chirurgie oculaire, par Köller (de Vienne), et, bien que la chirurgie oculaire n'ait attendu ni l'anesthésie locale ni l'anesthésie générale pour donner d'admirables résultats opératoires, on a pu dire que la cocaïne a été aussi utile à l'opérateur qu'au malade.

Comme toutes les grandes découvertes, elle avait été préparée depuis de longues années par divers travaux, d'abord de matière médicale, puis par des constatations sur la cocaïne employée comme analgésique (surtout par les laryngologistes), enfin par l'idée plusieurs fois émise de l'emploi de cet agent comme anesthésique local ; certains physiologistes avaient même constaté la dilatation pupillaire produite par la cocaïne sans s'être préoccupés de l'utilisation de l'anesthésie conjonctivale concomitante.

A l'heure actuelle, bien des contradictions sont tombées d'elles-mêmes, et la question de l'anesthésie ou de la non-anesthésie est morte. Mais, comme par le passé, les chirurgiens restent en présence des ennuis, et quelquefois des dangers indéniables, si rares qu'ils soient, de l'anesthésie générale ; et, d'autre part, la nature de certains cas, de certaines maladies oculaires, de certains sujets à opérer, les fait échapper à l'action, si souvent parfaite, de l'anesthésie locale. La question a donc changé d'aspect, et, pour tout le monde, il ne s'agit plus que d'appliquer, quand il le faut, l'anesthésie locale ou l'anesthésie générale avec la technique la plus prudente et la plus utile.

I

ANESTHÉSIE GÉNÉRALE

Contre-indications. — Précautions à prendre avant et pendant
l'anesthésie chloroformique. — Conduite à tenir en cas
d'accident. — Technique de la chloroformisation. — Utilité de la méthode des doses petites et continues.

Actuellement, une juste mesure et une appréciation de chaque cas particulier s'imposent à l'opérateur soucieux de bien faire au lieu d'employer systématiquement le chloroforme ou la cocaïne : il faut
avant tout employer, suivant l'âge et le tempéra-
ment du sujet, l'anesthésique qui permettra d'exécuter complètement et en toute sécurité pour l'œil
l'opération à pratiquer. C'est là une règle formelle
dont on ne devra pas se départir. Aucune question
de crainte ne doit entrer en ligne de compte, pas
plus qu'aucune prédilection particulière pour le
chloroforme ou la cocaïne : il faut avant tout que
l'opération soit bien faite, — c'est la seule chose
que réclament l'intérêt du malade et le devoir du
chirurgien.

Jamais la question de l'anesthésie ne doit faire
dévier le chirurgien de sa conduite opératoire et

lui faire faire, pour éviter l'anesthésie générale, une opération incomplète ou autre que celle qu'il croit la meilleure.

Y a-t-il dans l'état général du sujet des *contre-indications* pour l'anesthésie générale ? On sait combien elles sont discutées pour la chirurgie ordinaire. L'existence d'une grave maladie du cœur ou des reins, d'une affection pulmonaire, d'un nervosisme exagéré, l'âge très avancé, la cachexie, sont des contre-indications relatives, sans être absolues : on redoublera de prudence si l'opération commande d'une façon inévitable l'anesthésie générale : on s'en tiendra avec rigueur à la méthode des doses petites et continues, et en somme, on ne chloroformisera ces malades qu'en cas d'urgence ou de nécessité et après avoir décliné toute responsabilité.

Qui ne doute aussi qu'on ne doive suivre le désir formel d'un malade qui repousse le chloroforme, si, après avoir tâté sa sensibilité et l'avoir diminuée considérablement par l'anesthésie locale, on constate qu'avec un peu de courage de sa part et une rapidité sûre d'elle-même de la part de l'opérateur, l'opération, même l'énucléation, pourra être menée à bien ?

Il faut savoir cependant que l'anesthésie générale en chirurgie oculaire demande de très réelles précautions. Il existe un nombre relativement plus grand d'accidents mortels au cours d'opérations sur les yeux que sur d'autres régions du corps (Dastre) (1).

Il est permis d'affirmer qu'un certain nombre de ces accidents auraient été évités avec une plus grande prudence, un plus grand sérieux dans le mode d'administration de l'anesthésique, et dans bien des cas, par la cocaïne employée sous diverses formes.

On n'entreprendra *jamais* une chloroformisation sans avoir la pince à langue, à *une* pointe (fig. 1) (plus facile à introduire entre les mâchoires serrées), qui doit exister dans toute boîte d'instruments. Une cuiller qui permet de relever la base de la langue, le soulèvement de cette région en appuyant les pouces en dedans des angles du maxillaire inférieur, tout cela peut rendre des services, mais rien ne vaut la pince à langue. Nous n'avons jamais eu besoin d'ouvre-bouche.

Pour éviter la piqûre, on peut tirer d'abord la langue avec une pince longuette et ne l'accrocher définitivement qu'en cas de nécessité : la pince dite de Lister analogue aux antiques pinces à polypes nasaux, ressemblant à un fer à friser, munie de petits tampons de coton, est également parfaite pour enlever les mucosités de la gorge.

(1) Dastre, Les anesthésiques. Paris, 1890.

L'aide chloroformisateur qui devra s'abstenir de suivre l'opération et de s'y intéresser, aura toujours l'œil sur la respiration et constatera les mouvements permanents du creux épigastrique débarrassé de toute constriction dangereuse. On évitera de lui parler et il évitera de répondre, comme une sentinelle à son poste; il devra quelquefois passer ses doigts devant l'orifice du nez, la sensation de

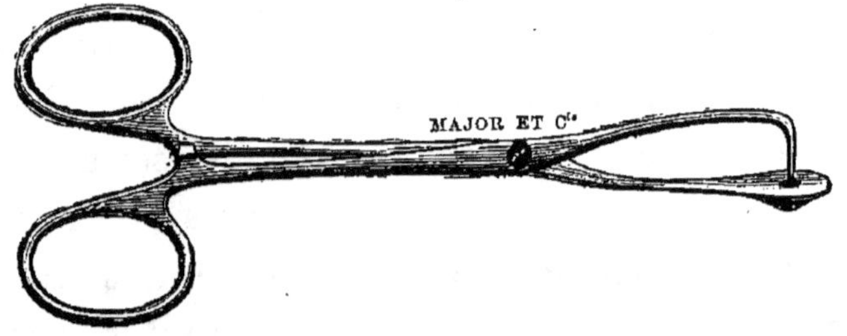

Fig. 1. — Pince à langue à une pointe.

chaleur de chaque expiration étant suffisante à constater, même si le creux épigastrique fait de très petits mouvements. Le pouls, bien que moins important que la respiration, sera toujours surveillé. On examinera fréquemment la pupille. A la moindre alerte, si la face pâlit ou devient violette, si la pupille se dilate brusquement, l'œil sera recouvert d'une plaque de coton hydrophile mouillé et d'une bande : on pratiquera de suite, simultanément, la respiration artificielle avec les bras, et les tractions de la langue suivant le procédé de

Laborde : en même temps on flagellera la poitrine et la région précordiale avec une compresse trempée dans de l'eau bouillante.

On continuera plus d'une heure ces soins. L'électrisation est peut-être dangereuse; la trachéotomie avec insufflation pulmonaire, avec une canule à irrigation, un tuyau de plume, en cas d'urgence, est la dernière ressource.

On s'abstiendra généralement de commencer l'opération avant une anesthésie suffisante pour éviter au premier coup de bistouri un réflexe dangereux. Il ne saurait être question en chirurgie oculaire de donner le chloroforme de façon à n'obtenir qu'une anesthésie incomplète, ce qu'on a appelé le petit chloroforme ou le chloroforme à la reine. Le moindre mouvement de la part du malade peut provoquer un désastre et le moindre effort en se débattant peut vider l'œil déjà incisé. Il faut une anesthésie complète (et l'on sait que la sensibilité de la cornée disparaît la dernière), ou se contenter de la cocaïne qui au moins laisse au malade sa conscience et sa résistance morale à une douleur supportable.

Le cou et l'abdomen du sujet seront en général largement déshabillés et dégrafés, toute pièce de prothèse buccale soigneusement retirée. Le malade n'aura ni mangé ni bu depuis le matin, règle absolue; il n'en est pas de même en ce qui concerne la cocaïne, à condition d'agir au moins trois heures après un repas assez copieux.

On aura bien rarement un accident si, chez tout malade respirant difficilement, on n'hésite pas à appliquer la pince à langue, dont la petite blessure n'est pas supérieure à une simple morsure : le malade en se réveillant, croit même à une morsure qu'il s'est faite, illusion qu'on peut souvent lui laisser. Le malade aura toujours la tête basse

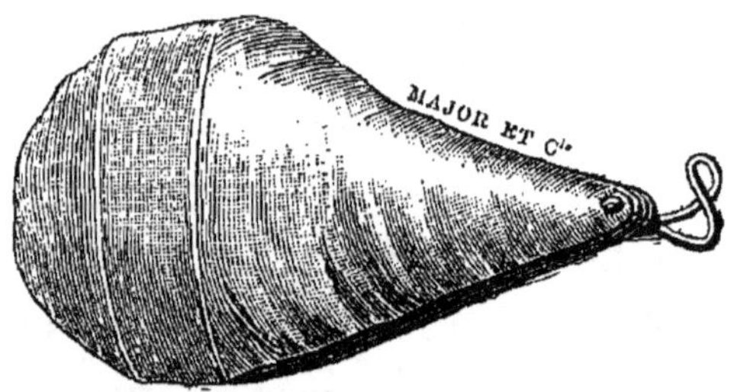

Fig. 2. — Masque à chloroforme.

et sera endormi sur le lit d'opération ou sur un petit lit de fer, si on l'opère dans sa chambre, en tout cas dans un lit sans oreillers et sans dossier élevé pouvant gêner le chloroformisateur.

On oindra de vaseline, le nez, le menton et les lèvres, que le chloroforme brûle chez tous les sujets à peau délicate. On aura un tube de vaseline dans la boîte à accessoires qui sera décrite plus loin, et où seront placés tous les instruments et médicaments nécessaires à l'anesthésie générale.

L'anesthésie par l'éther ne sera point employée (masque volumineux, accidents pulmonaires, etc.).

Pour l'anesthésie chloroformique, la compresse, même préalablement stérilisée, se contamine vite et vient toucher l'œil ou les paupières à opérer. Un masque (soit celui de la figure 2, soit un masque avec manche analogue à une écumoire et pouvant être tenu de loin et dans le sens que l'on veut, soit le cornet de la marine, avec deux doubles de flanelle) est souvent préférable.

On peut à la rigueur en confectionner un extemporanément avec une passoire à thé munie d'un manche ; on fixe avec une aiguillée de fil une éponge ou un morceau de drap au fond de la passoire.

Le chloroforme sera placé dans un flacon stilligoutte, ou dans un flacon dont le bouchon entaillé latéralement forme rainure.

L'appareil de Junker, que nous avons souvent employé dans le service de notre maître le Dr Polaillon, est trop encombrant pour les opérations faciales.

Le chloroforme pur sera toujours nouveau, et conservé dans un flacon noir et à l'abri de la lumière.

Mode d'administration du chloroforme. — Dès le début de notre internat (1889), nous avons toujours pratiqué chez l'adulte la méthode de petites doses recommandée par Peyraud, Labbé, et M. Baudoin. Elle consiste à faire couler goutte à goutte sur la compresse sans jamais l'enlever, le chloroforme. On a ainsi un mélange continu et égal d'air et de chloroforme, au lieu des brusques à-coups de la méthode banale, où le malade tend à s'intoxiquer lorsqu'on lui applique sur le nez la compresse inondée de chloroforme, et à se réveiller, lorsqu'on le laisse respirer de l'air pur. La méthode des doses petites et continues, même appliquée avec le masque, nous a toujours donné un sommeil rapide et une grande diminution des vomissements, en même temps que l'anesthésie la plus complète était obtenue avec de faibles doses de chloroforme.

La méthode, consistant à administrer l'éther ou le chloroforme concurremment avec des injections atropo-morphinées (Claude Bernard, Dastre, Morat, Gayet), est considérée par beaucoup comme inutile, retardant le réveil ou dangereuse. M. Terrier déclare s'être bien trouvé de commencer l'anesthésie par le bromure d'éthyle et de la continuer par le chloroforme. On a préconisé (Franck) l'inhalation préalable de vapeur d'eau cocaïnée, mais l'utilité de cette précaution n'est pas démontrée.

Le protoxyde d'azote avec son outillage spécial, le bromure d'éthyle seul avec son réveil rapide et inopiné, n'ont pas d'indications utiles en ophtalmologie chirurgicale et ne peuvent qu'exposer à des mécomptes ; ils ont aussi du reste des cas de mort à leur actif, tout en ayant des inconvénients plus grands que ceux du chloroforme.

Chez les enfants, nous n'avons jamais vu d'accidents avec la méthode *massive* de Rigaud (de Strasbourg), sur laquelle Saint-Germain a tant insisté.

La méthode par petites doses continues leur est applicable, mais les laisse se débattre un peu plus longtemps. Nous sommes cependant amenés à croire qu'elle doit être même appliquée chez les enfants, en leur bouchant bien le nez de façon à ce qu'ils ne respirent jamais d'*air pur*, avec la compresse ou le masque, et que, malgré son innocuité générale, la méthode massive peut parfaitement un jour, chez un sujet prédisposé, donner des accidents d'intoxication, comme elle les donne quelquefois chez les animaux.

Avec les précautions indiquées plus haut, on aura fait tout son devoir et on ne se trouvera presque désarmé que contre la syncope toxique d'emblée, contre laquelle du reste on emploiera la même prophylaxie et la même thérapeutique.

ANESTHÉSIE LOCALE

Instillations de cocaïne. — Inconvénients et moyens d'y re-
médier. — Instillations d'extrait de capsules surrénales. —
Injections sous-cutanées et sous-conjonctivales de cocaïne.
— Injections sous-cutanées et intradermiques d'eau et
d'eau salée. — Autres anesthésiques locaux comparés au
chlorhydrate de cocaïne. — Pulvérisations réfrigérantes.

L'anesthésie locale se fera sur le *globe* de l'œil ou
les *annexes*, suivant le cas.

On emploie la cocaïne (chlorhydrate) en instillations et en injections (sous-cutanées, sous-conjonctivales, dans la chambre antérieure, etc.).

Instillations de cocaïne. — L'œil *non enflammé*
s'anesthésie très bien en sept à huit minutes avec
trois instillations de deux en deux minutes de trois
ou quatre gouttes chaque fois de cocaïne à 1/40, en
tenant les paupières largement ouvertes et sans cli-
gnement pendant demi-minute chaque fois. Si l'on
veut une anesthésie atteignant, *partiellement* au
moins, l'iris, on aura recours à des instillations à
1/20, mais la préhension et le tiraillement de l'iris,
pendant l'iridectomie, causent cependant malgré
tout une sensation désagréable, mais très tolérable,

qu'on pourrait éviter (Meyer) par une injection dans la chambre antérieure, dès que la plaie cornéenne est faite, avec la seringue aseptisable et une canule courbe comme pour les instillations dans le sac lacrymal. On évitera les instillations trop fréquentes et de solutions plus fortes, dont l'anesthésie n'est pas bien supérieure du reste. L'anesthésie complète avec la solution à 1/20 dure une vingtaine de minutes, pour trois ou quatre instillations répétées de minute en minute.

La solution à 1/20, trop répétée, entraîne la chute des couches superficielles de l'épithélium cornéen, ce qui peut être l'origine de certaines infiltrations centrales. Les collyres huileux éviteraient peut-être cette desquamation épithéliale (1). De plus, on sait que la cocaïne retarde dans une faible mesure la cicatrisation des plaies et que, comme tout mydriatique, la cocaïne tend à provoquer l'hypertonie sur les yeux prédisposés au glaucome (Manz, Javal).

L'œil enflammé ne s'anesthésie pas bien par la cocaïne, comme M. Panas l'a remarqué un des premiers.

Il en est de même de l'œil glaucomateux, la cocaïne pénétrant mal à cause de l'œdème et de la réplétion des tissus, surtout dans les cas très accen-

(1) Consulter Schini, Les collyres huileux. Th. de Paris, 1898.

A. Tenson. — Technique ophtal. 2

tués où l'on pourra être obligé quelquefois d'employer l'anesthésie générale.

On opérera même pour de petites interventions les malades couchés ou renversés (fauteuils des dentistes), pour éviter la syncope, souvent non due à la cocaïne, et les accidents cocaïniques. Surtout chez les jeunes sujets, on a proposé de comprimer ou ectropionner le point lacrymal inférieur, pour diminuer la pénétration dans les fosses nasales. Mais, malgré ces précautions, la cocaïne pénètre souvent sans grand inconvénient dans les fosses nasales où elle révèle sa présence par une sensation particulière. Cependant on sera très sobre des injections de cocaïne dans les voies lacrymales. Dans tous les cas d'intoxication cocaïnique, on fera prendre immédiatement au malade un grog chaud ou du café très chaud ; on lui fera des injections d'éther et des flagellations avec une compresse et de l'eau très chaude.

L'action ischémique de la cocaïne est trop faible et trop variable pour être systématiquement utilisable.

L'anesthésie dans des conditions identiques ne donne pas des résultats absolument équivalents chez tous les sujets, d'après les recherches de Zieminski (1) et de Sciaky, et l'expérience de tous

(1) ZIEMINSKI, *Klin. Mon. f. Angenh eil Kunde*, 1885.

les jours. Elle est beaucoup plus accentuée, dans les cas où elle reste incomplète (glaucome, trachome, etc.), si, tout en multipliant les instillations, on attend un certain temps après avoir préparé l'œil par l'extrait de capsules surrénales, comme nous le verrons ci-dessous.

Tito-Costa pense que la chaleur augmente le pouvoir anesthésique ; le fait a été discuté (Mermet). Il ne peut y avoir cependant, comme pour tout liquide à mettre en contact avec l'œil, que des avantages à tiédir la cocaïne à la température du corps ; il suffirait en tout cas de mettre le flacon quelques secondes dans l'eau des instruments avant l'ébullition, mais l'anesthésie est généralement suffisante avec les solutions froides.

La cocaïne provoque une notable dilatation de la fente palpébrale, ainsi qu'une mydriase et une gêne visuelle de quelques heures. Nous avons même vu un cas de ptose légère disparaître momentanément.

On fera toujours en dernier lieu, *après l'instillation*, le lavage des culs-de-sac avec l'irrigation antiseptique, surtout si l'on s'est servi d'un collyre préparé sans asepsie ou d'un collyre ancien, qui anesthésie moins bien, d'après quelques auteurs, et dont l'asepsie n'est point certaine : il n'en est pas de même si le collyre a été aseptisé, à l'autoclave ou dans des ampoules stérilisées et fermées à la lampe (Vignes, Darier), conservé et instillé avec un flacon compte-gouttes qui ne nécessite l'introduction d'aucun instrument, surtout si on réinstille au cours de l'opération.

Nous verrons (Voy. *Antisepsie*) dans quelle mesure on peut aseptiser les collyres sans leur faire perdre leur pouvoir anesthésique.

Les plaquettes gélatinées sont moins diffusibles et plus difficiles à aseptiser que le collyre.

Instillations d'extrait de capsules surrénales. — Dans ces dernières années, on a remarqué la puissante action décongestionnante et hémostatique de l'extrait de capsules surrénales (Olivier et Schæffer, Bates, Darier, L. Dor) (1); trois instillations répétées chaque deux ou trois minutes arrivent à blanchir presque complètement les yeux enflammés, glaucomateux, ou atteints de néoplasies et de bourgeons très vasculaires; la cocaïne agit alors dans de meilleures conditions et donne une anesthésie plus complète. Néanmoins cette anesthésie n'est jamais aussi complète que si l'œil n'était pas enflammé : quoi qu'il en soit, ce nouvel agent (qui pourrait peut-être provoquer des troubles, si on l'employait en injections sous-conjonctivales) est un utile adjuvant préparatoire de l'anesthésie cocaïnique et en étend encore l'emploi. On devra toujours avoir des ampoules de cet extrait, fermées

---

(1) A. Barraud, th. de Lyon, 1897; Hallot, th. de Paris 1897.

à la lampe. L'antipyrine à 1/3 est très hémostatique (épistaxis, hémorragies oculaires), mais assez irritante. La gélatine tyndallisée à 10 p. 100 (P. Carnot) (1) mérite d'être essayée comme hémostatique en chirurgie oculaire, dans les hémorragies en nappe (opérations palpébrales, faciales, lacrymales, etc.).

Injections sous-cutanées et sous-conjonctivales. — Les injections sous-cutanées de cocaïne employées dès la découverte de Köller (Grasset), et sous-conjonctivales, seront toujours faites avec la solution à 1 p. 100.

M. Reclus a parfaitement précisé la technique des injections sous-cutanées. On pénètre dans le tissu, après les lavages antiseptiques habituels (savon, alcool), en injectant peu à peu une faible quantité qui anesthésie le terrain où entre progressivement l'aiguille, si on veut éviter au patient cette petite douleur, mais quelquefois une partie de la cocaïne ressort, à mesure qu'on avance, le long de l'aiguille. La douleur de la piqûre est si légère qu'on peut aussi aller d'emblée jusqu'au point extrême où doit atteindre l'anesthésie, et c'est en retirant l'aiguille qu'on pousse la solution dans le tissu. On verse la cocaïne à injecter, dans une œillère, dans une cuillère bouillie, ou bien on la prend directement dans l'ampoule avec l'aiguille flambée.

(1) P. CARNOT, *Presse médicale*, 18 sept. 1897.

2.

Quant aux injections sous-conjonctivales bien faites, elles sont d'un effet merveilleux, en particulier pour la strabotomie. La solution à 1 p. 100 suffit absolument et est exempte de tout danger : du reste, ne voit-on pas M. Reclus injecter sans accident plusieurs centimètres cubes de la solution à 1 p. 100, sans le moindre inconvénient? Nous n'avons jamais eu besoin de dépasser 1 centimètre cube, même pour celles des opérations palpébrales (trichiasis) qui ne nécessitent pas toujours le chloroforme.

Pour la ténotomie en particulier, trois ou quatre gouttes suffisent et donnent un effet anesthésique bien plus marqué que des instillations sur la plaie déjà faite, dont le sang chasse la cocaïne et l'empêche d'agir. On prendra le moins possible de conjonctive avec la pince pour faire l'injection, de façon à obtenir un décollement sur une grande étendue, au lieu d'aller trop profondément infiltrer la capsule de Tenon, ce qui change l'aspect et gêne la recherche du tendon. Ces injections ont été recommandées par Wicherkievicz (1885), Köller, Ciserani et d'autres. Nous les avons employées dès 1891, et ne nous sommes jamais depuis départis de cette pratique qui, avec la solution de Reclus, ne nous a jamais donné la moindre alerte, même chez les enfants. Nous avons remarqué à maintes reprises que la pupille se dilate beaucoup plus du côté de l'injec-

tion sous-conjonctivale, ce qui lui donne momentanément une forme elliptique.

Injections sous-cutanées et cutanées d'eau salée.
— Les injections d'*eau pure* ont un certain pouvoir
anesthésiant, malgré la vive douleur de l'injection,
déjà remarqué par Potain (1869), Dieulafoy et
d'autres auteurs (1); Schleich, Würdemann, ont
insisté sur la manière de faire l'injection *dans le
derme* lui-même et en employant une solution de
chlorure de sodium à 0^{gr},2 p. 100 d'eau.

M. Reclus n'a pas trouvé suffisantes les injections
d'eau pure, et, quant à nous, l'anesthésie intradermique par l'injection de la solution salée précé-
dente nous a paru peu accentuée et nous avons dû
revenir à la cocaïne pour anesthésier les parties profondes.

Schleich, qui a fait sur ce sujet de nombreuses
expériences, en conclut que, si l'on se sert de la solution de chlorure de sodium à 0,2 p. 100 pour dissoudre la cocaïne, on peut diminuer de moitié la
dose de la cocaïne et avoir le même effet anesthésique. Il en serait de même de la morphine et de
l'acide phénique, combinés à la solution chlorurée,
à des proportions infinitésimales (0,1 et 0,2 p. 100).
Néanmoins Schleich propose diverses solutions
où entrent ces divers éléments, mais aussi la co-

(1) Pasquet-Labroue, thèse de Paris, 1870.

caïne, et qu'on emploie suivant les cas à opérer.

Ces assertions ont été en grande partie confirmées par divers observateurs pour la chirurgie générale, et il reste à les vérifier pour les grandes opérations de chirurgie oculaire (blépharoplasties, énucléation, etc.). Il faut cependant reconnaître qu'en employant la solution de 1 p. 100 de Reclus, en injection sous-cutanée ou sous-conjonctivale, en chirurgie oculaire courante, on emploie si peu de cocaïne que tout danger d'intoxication semble absolument écarté. L'avenir nous apprendra pour les opérations palpébrales, si les solutions de Schleich offrent un avantage anesthésique quelconque sur la cocaïne à 1 p. 100, et si elles permettent de diminuer encore l'emploi du chloroforme, tout en assurant une bonne exécution opératoire. Quoi qu'il en soit, Schleich recommande trois solutions, une (n° 1) pour les tissus enflammés, une (n° 2) pour l'injection *intradermique*, une (n° 3) pour les tissus profonds. Nous donnons leur dose d'après un travail récent (1) :

```
N° 1. Chlorhydrate de cocaïne.....   0,2.
      Chlorhydrate de morphine...    0,025.
      Chlorure de sodium..... ...    0,2.
      Eau distillée............. ..  Q. S. pour faire 100.
      Eau phéniquée à 5 p. 100....   II gouttes.
```

(1) *Presse médicale*, 1897.

N° 2. Chlorhydrate de cocaïne .... 0,1.
     Chlorhydrate de morphine.. 0,025.
     Chlorure de sodium......... 0,2.
     Eau distillée............... Q. S. pour faire 100.
     Eau phéniquée à 5 p. 100... II gouttes.

N° 3. Chlorhydrate de cocaïne..... 0,01.
     Chlorhydrate de morphine... 0,005.
     Chlorure de sodium......... 0,2.
     Eau distillée............... Q. S. pour faire 100.
     Eau phéniquée à 5 p. 100.... II gouttes.

On ne doit nullement rejeter à l'avance ces tentatives si intéressantes et si justifiées, mais on doit se demander si cette polypharmacie diffère foncièrement de l'anesthésie cutanée ou profonde par la cocaïne en solutions faibles. Comme on n'a jusqu'ici observé, à la suite de la méthode de Schleich, aucun accident d'intoxication, la syncope observée une ou deux fois pouvant tenir même plutôt à la frayeur due à l'opération qu'à l'agent d'injection, et comme, d'autre part, nous ne croyons pas qu'on ait observé en chirurgie oculaire d'accidents avec 1 ou 2 centimètres cubes de la solution de cocaïne à 1 p. 100, la question est de savoir si on peut employer la méthode de Schleich dans des opérations où la cocaïne à ces doses pouvait rester insuffisante.

Mais il est très possible qu'on la résolve par la négative chez les adultes et même chez les enfants.

Autres anesthésiques locaux. — Si l'on compare la cocaïne aux autres anesthésiques proposés et auxquels on l'a souvent mélangée, tels que la strophantine, l'érythrophléine, la tropa-cocaïne, l'ouabaïne, l'eucaïne et même l'holocaïne (1), on arrive à conclure que la cocaïne reste jusqu'ici l'agent qui donne l'anesthésie la plus recommandable.

Le *chlorhydrate* est resté le sel le plus employé ; les autres sels ne présentent pas d'avantage marqué sur lui et leur usage ne s'est pas généralisé.

Pour l'anesthésie *cutanée*, les mélanges glacés, les pulvérisations d'éther, le gaïacol, sont, ou inapplicables, ou dangereux pour la cornée, ou inférieurs à la cocaïne.

On doit faire une mention spéciale pour le chlorure d'éthyle et le coryl, qui paraissent même, d'après de nombreux chirurgiens (2), avoir des avantages sur le chlorure de méthyle.

Le coryl aurait l'avantage de ne pas produire de lésions cutanées persistantes, chose si importante surtout à la face, de donner une anesthésie très complète même sur les *parties enflammées*, enfin de pouvoir être projeté sans inconvénient sur les parties profondes, *après incision de la peau* (kystes, panaris, ablation de dents, empyème, pointes de feu). Il pourrait être employé pour supprimer la douleur

(1) Consulter : R. MASSELON, Recherches sur l'holocaïne. ARCH. D'OPHT., 1897.

(2) Consulter les travaux de DANDOIS, d'ARGENT, TISON, BILHAUT, KIRMISSON, et la thèse de SAUVEZ. Paris, 1893.

de la piqûre et de la pénétration des injections sous-
cutanées. anesthésiantes, d'où la possibilité d'une
anesthésie *combinée* par le coryl et la cocaïne. Le
coryl a les désavantages des modes analogues d'anesthésie (vapeurs inflammables, nécessité d'appareils
spéciaux, précautions spéciales de diverse nature) :
néanmoins, en chirurgie dentaire par exemple, il
semble avoir rendu des services.

L'emploi de la cocaïne en solutions faibles nous
semble si parfait que l'emploi des réfrigérants sera
toujours restreint en chirurgie oculaire, d'autant
plus que leur pénétration dans l'œil pourrait
amener, comme pour le chlorure de méthyle, des
désastres. Il reste à démontrer si, en protégeant
l'œil par un tampon mouillé et en oignant le cul-
de-sac de vaseline, cette méthode peut rendre service dans les nombreux cas de chirurgie *périoculaire*
que l'occasion amène si souvent (kystes du sourcil,
des paupières, de la joue ; opérations sur le sac
lacrymal, trichiasis, cautérisation ignée des paupières, brossage des granulations, xanthelasma,
angiomes, petits épithéliomas, etc.). L'avenir démontrera dans quelles proportions la combinaison du
coryl et de la cocaïne peut être utile à l'ophtal-
mologiste, et quels peuvent être les insuccès, les
inconvénients et les dangers de cette nouvelle
méthode. Sur les *tissus enflammés* et pour de courtes
interventions (phlegmons du sac lacrymal, phleg-

mons de l'orbite, aspiration de collections orbitaires, etc.), cette méthode peut aussi servir, à condition de protéger bien l'œil (onction de vaseline dans les culs-de-sac et tampon mouillé).

La *solution de cocaïne*, employée jusqu'ici, a presque toujours été faite *avec de l'eau;* les glycérolés, les solutions huileuses doivent être comparés à la solution aqueuse, au point de vue de leur conservation, de l'intensité et de la durée de l'anesthésie et de l'absence des troubles épithéliaux que les solutions aqueuses engendrent quelquefois. Les glycérolés, que l'on a appliqués depuis Demarquay et Foucher, à diverses reprises à presque tous les topiques oculaires (1), ont le grand avantage d'être miscibles à l'eau et aux larmes : mais ils sont quelquefois irritants. Entre autres avantages, ils ont cependant celui d'être stérilisables à l'air libre après 100° sans ébullition : rien n'est plus simple de les étendre ou de les enlever avec de l'eau aseptique.

Les collyres huileux auraient (Panas, Scrini) (2) l'avantage d'une grande résistance à la pénétration et à la vitalité des microbes : les desquamations épithéliales seraient moindres ou nulles : ces collyres huileux, ne pouvant dissoudre les sels, *doivent être faits avec les bases elles-mêmes*, d'où modifications dans les doses. L'avenir démontrera dans quelle

(1) FOUCHER, édit. franç. de W. JONES.
(2) MERMET, th. de Paris, 1897.

mesure l'huile ou la glycérine doivent, dans les conditions *actuelles* sous le rapport de la purification chimique et microbienne, si différentes de celles du temps de Demarquay et de Foucher, remplacer dans une certaine mesure les solutions aqueuses, et si, *dans la pratique courante*, il y a lieu de s'en tenir principalement à un seul de ces trois excipients, au lieu de les employer séparément suivant les divers cas qui se présentent. Seuls, une épreuve prolongée et l'emploi sur un grand nombre d'yeux *humains*, peuvent faire le contrôle nécessaire et justifier l'adoption partielle des excipients soit huileux, soit glycérinés, en thérapeutique oculaire. En *chirurgie oculaire*, l'anesthésie par les instillations et les injections usuelles, déjà si excellente, peut encore peut-être bénéficier de ces nouvelles recherches, dans des proportions impossibles à délimiter actuellement et qu'on ne pourra juger qu'avec un recul de plusieurs années.

III

INDICATIONS ET CONTRE-INDICATIONS RESPECTIVES DE L'ANESTHÉSIE LOCALE ET DE L'ANESTHÉSIE GÉNÉRALE

Les indications de l'anesthésie oculaire sont encore assez discutées, malgré les avantages et l'usage de plus en plus fréquent de la cocaïne. Sans doute, jusque vers l'âge de huit ans, il faudra souvent endormir les enfants pour toute opération, et même toute exploration demandant l'immobilité complète, en particulier chez le nouveau-né (*examen ophtalmoscopique*). Ce n'est qu'exceptionnellement qu'on pourra exécuter une très courte intervention (*cathétérisme lacrymal, ponctions*, etc.), sans anesthésie, en les faisant maîtriser par plusieurs aides. A partir de huit ans, il nous est fréquemment arrivé d'opérer sur le globe de l'œil et de pratiquer des ténotomies avec la cocaïne (*instillation et injection*) chez des enfants raisonnables, sans la moindre plainte de leur part et sans *aucune* difficulté matérielle. Bien entendu, on évitera que le petit malade mange ou boive le matin de l'opération, de façon à pouvoir, s'il résiste, l'endormir immédiatement au chloroforme.

Pour les opérations sur les *paupières*, les injections de cocaïne, *sous la peau* (car le tarse ne se laisse pas infiltrer), combinées aux instillations conjonctivales, suffisent largement pour les *petites tumeurs* (verrues, kystes sébacés, chalazions, xanthélasma, kystes dermoïdes, kystes transparents, petits épithéliomas, etc.).

Il n'en est pas de même pour certains angiomes, les névromes plexiformes et les vastes épithéliomas.

Les *larges opérations* sur la paupière nécessitent souvent le chloroforme, surtout dans des cas où l'injection déformerait trop la région à opérer. De plus le bord ciliaire très *dense* ne se laisse jamais totalement anesthésier. On peut donc être amené à donner le chloroforme pour l'opération de la *blépharoptose* et pour certains cas de *trichiasis* de la paupière supérieure, où la cocaïne suffira cependant dans quelques cas. La *canthoplastie*, l'opération de l'*entropion* de la paupière *inférieure*, l'opération de l'*ectropion sénile* (nous avons opéré 17 malades par notre procédé récemment décrit (1), sans jamais avoir eu recours au chloroforme) se feront à la cocaïne. Il en est de même de la *tarsorraphie* partielle. Les *blépharoplasties* de toute nature nécessiteront presque toujours le chloroforme.

Pour les maladies de l'*appareil lacrymal*, l'ablation de la *glande orbitaire* pourra demander le chloroforme ; l'ablation de la *glande palpébrale*

____

(1) A. Terson, *Arch. d'ophtalmologie*, 1896.

nécessite seulement les instillations, l'injection pouvant masquer la glande. On se contentera d'instillations pour le *cathétérisme*; ce n'est que chez des malades très pusillanimes ou pour la stricturotomie et le curettage interne, qu'on injectera dans les voies lacrymales quelques gouttes de cocaïne à 1 centième. La *destruction du sac au thermocautère* imposera le chloroforme, pour que l'opération soit complète. Dans certains cas (curettages externes), on peut s'en tenir à l'injection et à l'intromission dans le sac d'un peu d'ouate cocaïnée ; peut-être en dilatant le sac à l'*éponge préparée* et en le bourrant de tampons cocaïnés, obtiendrait-on une anesthésie suffisante pour certains cas de destruction ignée où le chloroforme serait refusé par le malade.

Le *brossage des granulations* se fera quelquefois sous le chloroforme, mais, fréquemment aussi, on pourra procéder au retournement complet des paupières et terminer l'opération à la cocaïne de la façon suivante : Après un certain nombre d'instillations conjonctivales d'extrait surrénal et de cocaïne, on fait une injection assez abondante de cocaïne à 1 p. 100 *sous la peau de la paupière supérieure*, le tarse ne s'y prêtant pas ; on peut alors sans douleur vive appliquer, comme nous le verrons dans la technique instrumentale, une simple pince à fixation et retourner en totalité la paupière et le cul-de-sac. On retourne également la paupière, mais moins complètement, avec un releveur de Desmarres placé *sous la peau de la paupière*. Toutes les *tumeurs* et *néoplasies conjonctivales*, ainsi que les ptérygions, s'opèrent parfaitement à la cocaïne, en y joignant quelquefois une injection interstitielle en pleine tumeur. Mais, aussi bien pour les paupières que pour la conjonctive, la cautérisation ignée détermine toujours une certaine douleur malgré la cocaïne.

La *péritomie* se fait facilement avec des instillations (cocaïne, extrait surrénal) et une bonne injection sous-conjonctivale de cocaïne tout autour de la cornée.

Les *paracentèses* cornéennes, le *tatouage*, l'opération du *kératocone*, ne nécessitent que la cocaïne. Quant à l'ablation du *staphylome*, elle est praticable à la cocaïne, chez les adultes tranquilles, surtout en y joignant des injections sous-conjonctivales. Dans le cas contraire et chez les enfants, on donnera le chloroforme, l'immobilité de l'œil étant nécessaire pour éviter l'écoulement vitré et la tendance aux hémorragies intraoculaires.

L'*exentération*, le *curage* ou l'*énucléation* dans la *panophtalmie* se feront généralement au chloroforme. L'*iridectomie* se fera à la cocaïne, excepté dans certains cas très douloureux de *glaucome* suraigu où l'on utilisera l'extrait surrénal et au besoin le chloroforme. L'opération de la *cataracte* n'oblige au chloroforme que chez les enfants ; les vomissements engendrés souvent par la chloroformisation, sans avoir (Gayet, Panas) tous les dangers qu'on peut leur attribuer à priori, sont une des raisons pour la faire rejeter à peu près dans tous les cas, excepté chez les sujets à peu près inconscients.

Les opérations contre le *glaucome* ne nécessiteront, nous l'avons dit, qu'exceptionnellemement le chloroforme, mais on pourra être amené à le donner pour faire la suture et la coaptation parfaite de certaines *plaies de la sclérotique* à un moment très rapproché du traumatisme, si le malade résiste à l'action de la cocaïne.

L'*énucléation* peut se faire pour de petits moignons non enflammés avec des injections sous-conjonctivales. Les injections intraorbitaires nous paraissent imprudentes et aveugles. On donnera généralement le chloroforme ; si l'anesthésie générale était contre-indiquée, on pratiquerait l'opération avec une injection sous-conjonctivale à 1 p. 100. Pour l'opération du *strabisme*, on sera réservé dans l'emploi du chloroforme qui supprime la possibilité de vérifier immédiatement le résultat de l'opération et expose à une surcorrection. Du reste le plus grand nombre des opérateurs pratiquent-ils la strabotomie avec la cocaïne : les injections sous-conjonctivales sont bien plus actives que les instillations seules. Nous ne donnons, quant à nous, le chloroforme que lorsqu'il s'agit de sujets inconscients, indociles ou très pusillanimes, ou de préférence s'il s'agit de pratiquer une élongation ou un avancement avec désinsertion musculaire qui nécessite une coaptation parfaite et un relâchement musculaire total. Nous avons pratiqué souvent l'avancement capsulaire avec l'injection sous-conjonctivale, ainsi que la double ténotomie.

L'extirpation des *tumeurs de l'orbite* demande le chloroforme : les ponctions de phlegmons peuvent se faire avec l'anesthésie locale (ch. d'éthyle et succédanés).

Telles sont les règles générales dont on peut s'inspirer : mais diverses circonstances particulières, variables avec les sujets, font occasionnellement employer le chloroforme ou la cocaïne sans parti pris, tout en s'en tenant aux données exposées plus haut et en se rappelant l'extrême avantage que l'on peut tirer de la cocaïne *bien maniée*.

L'anesthésie locale reste toujours faible, lorsqu'il s'agit d'appliquer certains *topiques* corrosifs ou irritants sur des yeux enflammés. Le sulfate de cuivre en particulier, le nitrate et bien d'autres solutions antiseptiques causent des sensations pénibles, même si on a abondamment cocaïnisé le sujet atteint de catarrhe conjonctival, de granulations, d'ulcères cornéens.

La cocaïne a du reste d'autres emplois en ophtalmologie. Elle n'a pas les désagréments de l'atropine (paralysie accommodative, éblouissement, etc.) pour la dilatation pupillaire dans certains cas d'examen ophtalmoscopique, mais elle n'entraîne qu'une faible dilatation pupillaire et une desquamation épithéliale qui peut troubler la transparence cornéenne. L'homatropine, dont la dilatation est moins durable, mais aussi forte que celle de l'atropine, lui semble dans quelques cas préférable.

On nous permettra aussi de signaler l'abus que bien des médecins font de la cocaïne, comme autrefois de l'atropine, en la prescrivant comme collyre dans un but thérapeutique : dans beaucoup de cas, les instillations répétées de cocaïne, en particulier dans les ulcères cornéens et les conjonctivites, n'ont presque aucune action anesthésique, l œil étant enflammé, et aggravent même le mal en favorisant la desquamation épithéliale.

L'extrait de capsules surrénales rend quelquefois des services au cours du traitement des kératites vasculaires, des sclérochoroïdites antérieures, de 'iritis et d'autres affections du segment antérieur, comme L. Dor l'a remarqué et comme nous l'avons vérifié.

On nous permettra enfin la remarque qu'avec des paroles fermes et quelques encouragements, on obtient, de la part du malade, un sang-froid qui permet au malade de se rendre compte de la *réalité* de l'anesthésie locale, qui trouve d'abord bien des incrédules. S'il doit être absolument défendu au malade de parler, combien il est préférable que l'opérateur fasse d'abord appel à la raison du malade, même s'il s'agit d'un enfant, au lieu de le traiter silencieusement ou d'emblée par force, comme s'il s'agissait d'une opération vétérinaire. Le nombre des malades décidément rebelles diminue alors singulièrement, et il en est beaucoup qui coopèrent utilement à leur propre opération en dirigeant tranquillement leur œil du reste indolore. Il y a là, qu'on nous passe le mot, une sorte d'anesthésie morale qu'il faut savoir préparer et maintenir et dont le malade et son entourage seront bien souvent satisfaits. Les paroles sérieuses réussissent, en tous cas, mieux, même chez les enfants, que les caresses et diverses promesses sur lesquelles le petit sujet ne se méprend jamais.

Consulter, en outre des mémoires mentionnés, les travaux suivants :

Anesthésie locale.

Sciaky, La cocaïne en ophtalmologie. Th. de Paris, 1885.

Köller, *Soc. des méd. de Vienne*, 1884. — Injections sous-conjonctivales. *New-York med. Journal*, 1893.

Reclus, La cocaïne en chirurgie. Paris, 1892.

Anesthésie générale et indications réciproques de l'anesthésie locale et de l'anesthésie générale.

DURET, Des contre-indications de l'anesthésie chirurgicale. Th. agrég. Paris, 1880.

BAUDRY, De l'anesthésie en chirurgie oculaire. *Bull. méd. du Nord*, 1885.

M. BAUDOIN, De la chloroformisation à petites doses continues. *Gaz. des hôp.*, 1890.

HIRSCHBERG, Einführung in die Augenheilkunde. Berlin, 1892.

TERRIER et PERAIRE, Manuel d'anesthésie chirurgicale. Paris, 1894.

AUGÉ, De l'examen des réflexes pupillaire et cornéen pendant la chloroformisation. Th. de Paris, 1897.

DEUXIÈME PARTIE

L'ANTISEPSIE DANS LA PRATIQUE DE LA CHIRURGIE OCULAIRE

I

ÉVOLUTION GÉNÉRALE DE L'APPLICATION DE L'ANTISEPSIE A LA CHIRURGIE OCULAIRE

Tentatives antiseptiques anciennes. — Premières tentatives
d'antisepsie oculaire systématique par l'acide phénique et
divers antiseptiques irritants et dangereux. — Conditions
de réalisation de l'antisepsie en chirurgie oculaire. —
Microbes à redouter.

L'application méthodique de l'antisepsie à la chirurgie oculaire a suivi de près l'introduction de
l'antisepsie dans la chirurgie générale. C'est dire
qu'elle est de date récente. Les anciens ne prati-
quaient pas d'antisepsie préopératoire, mais ils
employaient dans le traitement des maladies des
yeux bien des substances auxquelles ils avaient
reconnu des propriétés antiputrides et même anti-
suppuratives, car il s'en faut de beaucoup que tous

les chirurgiens anciens regardassent la suppuration comme une suite heureuse ou même indifférente des opérations. Déjà Hippocrate recommande d'éviter, s'il se peut, la suppuration. Les mots d'asepsie et d'antisepsie sont connus dès la plus haute antiquité et étaient usités couramment au siècle dernier (Pringle).

Nous retrouvons le désir formel d'éviter la suppuration dans les travaux de divers chirurgiens du moyen âge, dont Théodoric et Mondeville (1) ont été les plus célèbres, au point de devoir être considérés comme de véritables précurseurs des méthodes antiseptiques. Les anciens qui employaient des substances ou des moyens destinés à lutter contre la putréfaction et la suppuration et dont nous nous expliquons à présent l'action comme antiseptique et révulsive (oxydes et sulfates de cuivre, résines, goudron, emploi du cautère actuel) ne pouvaient faire d'antisepsie complète, puisqu'ils ne pouvaient voir les microbes. La propreté était néanmoins recommandée par beaucoup, ne fût-ce que pour éviter la contagion par des objets ayant touché des matières malpropres ou putrides, ou provenant de malades atteints d'affections manifestement transmissibles.

(1) Consulter l'admirable édition des œuvres de Mondeville, par Nicaise. Paris, 1893. La doctrine et le traitement des maladies contagieuses sont parfaitement exposés dans le livre de Fracastor, De contagionibus et corum curatione, 1546, trad. Meunier, Paris, 1893.

Hippocrate recommande des pansements propres, des affusions d'eau chaude, l'eau de pluie préalablement bouillie (1), l'emploi du vin chaud pour le lavage des plaies opératoires et les pansements consécutifs, et son mélange avec diverses résines antiseptiques, l'eau de mer chauffée. Ce qui nous intéresse plus encore que cette antisepsie opératoire générale, c'est son application oculaire. Paul d'Égine recommande en effet d'instiller dans l'œil qu'on vient d'opérer de la cataracte, quelques gouttes d'eau salée. Un passage analogue se retrouve dans Celse. Le pansement était composé de laine imbibée de blanc d'œuf.

Au moyen âge, Guy de Chauliac, et plus tard Franco, recommandent la curieuse préparation suivante :

« Le maîstre mâchera cannelle, ou gingembre, ou semence de fenouil, ou girofle, et ouvrira l'œil du patient, dedans lequel il soufflera ce qu'il tiendra dans la bouche par trois ou quatre fois pour l'*eschauffer* et *préparer* » (Franco). Franco croit que l'air peut passer par la piqûre et enflammer l'œil, aussi recommande-t-il de fermer rapidement l'œil dès que l'abaissement est fini. On sait que le *léchage* et l'application de salive contenant le suc d'herbes médicamenteuses ont été longtemps

(1) ANAGNOSTAKIS, L'antisepsie chez les anciens. *Ann. d'oc.*, 1889.

appliqués autrefois et sont encore usités en Bretagne, en Russie et en Orient.

Le pansement était fait d'une compresse imbibée de blanc d'œuf ou d'huile (pourvu, remarque Franco, que l'huile n'entre pas dans l'œil, ce qui serait douloureux).

Au xviiie siècle, Saint-Yves dit expressément qu'il fait couler sur la piqûre qui résulte de l'abaissement de la cataracte, quelques gouttes d'un mélange de dix parties d'eau tiède pour une d'esprit-de-vin, et il panse avec une compresse trempée dans cette solution.

Quant à l'antisepsie *thérapeutique*, elle existait sous forme d'eau céleste, d'eau phagédénique, de sublimé employé très anciennement même en collyre et surtout recommandé contre la pustule maligne des paupières, d'alcool camphré, de nombreux onguents renouvelés des Grecs et la plupart à base de cuivre, et enfin sous forme de *nitrate d'argent* que Saint-Yves recommande le premier, semble-t-il, contre certaines ulcérations blépharitiques. L'antisepsie *postopératoire* se faisait pour la plupart des opérations, avec l'eau « animée de quelques gouttes d'eau-de-vie », si nous en croyons les ouvrages de Saint-Yves, de Pellier, de Deshayes-Gendron et de Scarpa. Néanmoins l'antisepsie préopératoire restait, on peut le dire, inconnue. Les lavages précédents n'étaient faits qu'*après* les opérations. Bien que les auteurs ne l'aient pas mentionné, on devait nettoyer l'œil et les paupières de leurs malpropretés trop apparentes, mais il n'y avait rien de systématique. De même, les auteurs ne disent rien d'un nettoyage des instruments, autre que la propreté banale.

Certains attachaient au contraire une énorme importance à la préparation générale par les purgations, les saignées et un régime adoucissant, bien que Daviel et Pellier jugeassent ces précautions à peu près inutiles et déjà surannées. Les saignées, les bains de pieds chauds, la diète, étaient par contre employés à peu près par tous les opérateurs, dès que l'intervention était accomplie. Le printemps était plus particulièrement choisi pour opérer, ainsi que les temps secs (Saint-Yves), mais beaucoup opéraient en tout temps.

Il ne faut pas croire du reste qu'on eut peu d'accidents infectieux après l'opération de l'abaissement à l'aiguille non aseptisée, et c'est bien plutôt la difficulté relative de l'extraction et la perte facile du corps vitré en l'absence d'anesthésie qui ont fait qu'il y a quelques années encore, quelques chirurgiens généraux abaissaient la cataracte, plus de cent ans après la découverte et les succès innombrables de l'extraction. Scarpa dit expressément que le phlegmon de l'œil était *plus fréquent* après l'abaissement qu'après l'extraction. Ces phlegmons avaient même une telle gravité qu'ils se terminaient quelquefois par la mort due à une méningite, et Scarpa recommande de les ouvrir largement et de bonne heure pour éviter un pareil malheur. On nous permettra de rappeler ici que Fabrice d'Acquapendente déclare qu'une opération par abaissement a engendré une inflammation telle que l'autre œil s'est perdu par *inflammation sympathique*. C'est donc l'abaissement qui a provoqué la première mention de l'ophtalmie sympathique dont on rapporte la découverte à des auteurs bien plus modernes et dont on a souvent chargé le passif de l'extraction sclérale à iridectomie et de l'extraction à lambeau compliquée d'enclavement réséqué ou cautérisé. Dupuytren signale aussi des cas de mort par méningite et même par pourriture d'hôpital, chez un sujet auquel on appliqua un séton à la tempe pour déplacer l'inflammation oculaire postopératoire. Enfin le tétanos a pu suivre l'opération par abaissement, de même qu'on en a observé plusieurs cas après l'énucléation.

Nous croyons que chez les sujets non infectés (sans dacryocystites ou blépharites), c'est *surtout l'asepsie des instruments* (bien plus que les lavages préopératoires de l'œil), qui a modifié les résultats et permis d'obtenir la régularité dans l'absence d'infection. C'est avec leurs instruments que les opérateurs anciens portaient l'infection dans l'œil à opérer et même des microbes bien plus redoutables que ceux que tout sujet porte avec lui (pourriture d'hôpital).

Plus près de nous, Kanka recommande de bien nettoyer les instruments après et avant l'opération, mais c'est surtout pour éviter diverses contagions.

Les accidents suppuratifs, ou irritatifs, n'étaient pas très fréquents après l'extraction. Rappelons que Daviel déclare avoir guéri 186 malades sur 206 extractions, et l'on doit déduire les infections qu'il n'aurait pas eues s'il avait connu l'asepsie des instruments, et aussi quelques insuccès que l'absence d'anesthésie locale et l'emploi des ciseaux ont probablement engendrés.

Quoi qu'il en soit, Desmarres ne parle plus (en dehors d'une saignée et d'un purgatif) d'aucune préparation générale ou locale, pré ou postopératoire. Le pansement, bien *inférieur au pansement ouaté sec* de Pellier, se réduit à quelques bandelettes de taffetas d'Angleterre. Cette période de recul, qui a été, en chirurgie générale, l'époque où la pourriture d'hôpital et la septicémie ont enlevé tant de malades pour mille raisons bien connues aujourd'hui, avait même coexisté pour certains opérateurs avec l'abandon de tout pansement occlusif après l'extraction (Roux), ce qui valait du reste peut-être mieux qu'un pansement sale.

L'introduction de l'antisepsie opératoire en chirurgie oculaire fut une conséquence naturelle de l'antisepsie chirurgicale générale. Mais ce ne fut que peu à peu que l'on reconnut que bien des antiseptiques utiles en chirurgie générale exerçaient une action manifestement nocive sur l'œil opéré. Au début même, l'antisepsie eut ses exagérations. O. Becker ne croyait-il pas, rééditant une opinion de Paracelse, que l'haleine de l'opérateur pouvait avoir une influence dangereuse, et n'a-t-on pas vu des opérateurs de cataracte prendre un bain général avant l'opération !

Dès 1874, Schiess recommandait l'acide phénique et certains oculistes ont pendant quelque temps opéré au milieu des vapeurs du spray. L'acide phénique a été longtemps employé pour antiseptiser les instruments, tandis qu'on a reconnu assez vite les dangers résultant de l'extrême irritation de l'œil et des paupières par les affusions phéniquées. L'acide borique d'abord préconisé par Horner est resté un des antiseptiques faibles les plus en usage et à juste titre.

Les tentatives d'intérêt divers, qui ont été faites pour essayer successivement sur l'œil tous les antiseptiques usités en chirurgie générale, sublimé (Sattler), biiodure de mercure (Panas), boro-borax, eau oxygénée, eau chlorée, iodoforme, permanganates de potasse et de chaux, alcool, aldéhyde formique (Valude), acide thymique, cyanures de mercure (Chibret), sont rapportées avec toute la bibliographie correspondante dans les travaux de Röhmer (1) et de Turot (2).

Enfin quelques opérateurs tendent à revenir ou à s'en tenir à l'asepsie pure et simple, et de plusieurs côtés on s'est préoccupé d'appliquer toutes les conquêtes de la chirurgie générale concernant la stérilisation des objets de pansement, des instruments et des collyres, par la chaleur.

L'expérience clinique et pratique, souvent si différente de celle que donnent les résultats de laboratoire, permet de faire un choix entre ces différentes substances et ces différents moyens déclarés à l'envi supérieurs les uns aux autres.

Bien souvent en effet un antiseptique d'action faible ou moyenne sur les cultures microbiennes, se montre d'une application pratique supérieure à celle d'un autre antiseptique qui tue rapidement les cultures. L'interprétation des expériences et les recherches faites sur l'homme (Marthen, Morax, Dubief, Bach) nous paraissent encore assez sujettes à controverses et à changements pour que nous n'exposions pas ici avec chaque antiseptique la valeur au laboratoire et la valeur en clinique opératoire que leurs inventeurs leur attribuent. Ces détails se trouvent dans les nombreux traités sur

(1) Röhmer, *Arch. d'ophtal.*, 1887.
(2) Turot, De l'antisepsie préopératoire de la conjonctive. Th. de Paris, 1896.

la bactériologie et l'antisepsie générale, et dans divers travaux cités au cours et à la fin de ce livre : nous y renvoyons le lecteur. Nous recommanderons dans ce qui va suivre les liquides antiseptiques qui, couramment, donnent les meilleurs résultats opératoires dans le service de M. Panas ; les ayant vus à l'œuvre, nous pourrons donc engager à les employer en connaissance de cause. Il est sans doute possible d'obtenir actuellement, par d'autres antiseptiques, des résultats à peu près équivalents, mais non supérieurs en séries prolongées. Ce qui doit faire du reste apporter beaucoup de modération dans l'appréciation de tous les résultats et de toutes les statistiques (car il n'est guère d'antiseptique, faible ou fort, acide borique, sublimé ou biiodure, auquel on n'ait attribué des statistiques également belles), c'est que même sans antisepsie, on a affirmé avoir exécuté des centaines d'opérations de cataractes sans aucune suppuration (Just) et on en a cité des séries antiseptiques avec plusieurs cas de suppuration. Les partisans de l'asepsie pure, par l'eau bouillie par exemple, peuvent également citer de brillantes statistiques. Il ne faut donc pas s'illusionner sur la valeur absolue de statistiques qui tantôt se suivent et ne se ressemblent pas, vu la grande diversité des malades et des opérateurs, et tantôt sont obtenues avec des moyens différents. Il faut considérer *l'asepsie absolue des instruments* comme *le plus réel progrès* récent, tandis que tout ce qui consiste en lavages et application de topiques a une valeur relative, et que bien des substances nous permettent d'atteindre le but. Ce n'est nullement incliner au scepticisme que de constater ces données, c'est au contraire s'expliquer qu'une foule d'opérateurs arrivent actuellement à des résultats très voisins les uns des autres avec des substances antiseptiques différentes et accorder à leurs chiffres et à leur bonne foi la confiance à laquelle ils ont droit.

Le fait de pouvoir obtenir, comme on l'obtenait du temps de Daviel, du temps de Desmarres, quelques beaux résultats opératoires *sans antisepsie*, n'est du reste nullement pour faire rejeter toute pratique antiseptique, et pour encourager l'incurie.

Il est démontré, depuis Pasteur et Lister, que les instruments de chirurgie, comme tout objet non aseptisé, peuvent apporter dans un organe sain les microbes les plus dangereux. Il est donc nécessaire de priver les instruments de ces germes ; la chaleur est le moyen le plus simple, le plus pratique et le plus égal à lui-même pour tuer ces germes. Voilà pour les instruments où l'asepsie (privation absolue de microbes) peut être obtenue rapidement et réellement.

Pour le pansement et surtout pour les liquides à introduire dans l'œil, le même procédé de stérilisation par la chaleur doit, bien qu'avec beaucoup plus de difficultés pratiques, nous donner le résultat cherché.

Quant à stériliser le malade, il ne faut pas espérer atteindre ce résultat idéal, que l'on peut obtenir sur des corps inorganiques. Le malade porte avec lui ses microbes ; il les renouvelle continuellement : la conjonctive, la peau des paupières et leur système glandulaire et pileux, les voies lacrymales et les fosses nasales, sont des terrains vivants et où on ne peut espérer la suppression totale des microbes, leurs hôtes naturels et inséparables. Si le malade ne présente pas de cause anormale, de foyer *extraordinaire* d'infection (dacryocystite, blépharite, conjonctivite, ozène, traumatismes infectés, etc.), ce qu'il faudra tenter, c'est de *diminuer* la vitalité et le pouvoir nocif des microbes normaux et des microbes d'apport, de façon à les empêcher, dans la mesure du possible, de jouer sur l'œil, mis en état de moindre résistance par l'opération, leur rôle destructeur. L'antisepsie tuera quelques microbes et empêchera, dans la grande majorité des cas, les autres de nuire. Il est logique que l'antisepsie, mise en œuvre avec des antiseptiques dont l'innocuité est démontrée, doive remplacer ici l'asepsie, qui pourrait rester insuffisante.

Si le malade a ses fosses nasales, sa conjonctive, ses paupières, ses voies lacrymales, *spontanément* ou traumatiquement infectées, suppurantes, par exemple, qui pourrait mettre en doute que l'*anti-sepsie* la plus rigoureuse est la règle pour toute opération sur ce terrain et dans ce voisinage dangereux ?

L'asepsie est donc le but possible à réaliser avec les *instruments* et le *matériel* de *pansement*. L'antisepsie, à condition d'en supprimer tout ce qui pourrait être plus dangereux que le microbe lui-même, s'impose sur le malade, normal ou cliniquement infecté. Ce n'est nullement prouver l'inutilité de l'antisepsie que de pratiquer exceptionnellement, avec une bonne cicatrisation, une opération, même au contact de voies lacrymales ou de bords ciliaires infectés, sans précautions antiseptiques ou avec la simple asepsie. La chirurgie ancienne a bien souvent obtenu ce résultat paradoxal.

Nous savons de la manière la plus positive (1) que sur un sujet même normal (à plus forte raison, en présence d'une infection manifeste) toutes les

(1) On trouvera l'ensemble des connaissances actuelles en bactériologie oculaire dans les travaux suivants : GOMBERT, Microbes normaux de la conjonctive. Th. de Montpellier, 1888. — CUÉNOD, Bactériol. des paupières. Th. de Paris, 1894. — MORAX, Recherches sur l'étiol. des conjonct. Th. de Paris, 1894. — A. TERSON et CUÉNOD, Bact. clin. de l'app. lacrymal. *Gaz. des hôp.*, 1894. — MAZET, Bactériol. de l'empyème du sac lacrymal. Th. de Paris, 1894. — UTHOFF et AXENFELD, Bact. clin. des infections cornéennes. *Arch. für Opht.*, XLII et XLIV. — H. COPPEZ, Les conjonctivites pseudo-membr., Paris, 1896.

régions qui avoisinent la cornée, contiennent des microbes d'un danger variable, mais indiscutable.

C'est un devoir et une question de conscience que de faire tous ses efforts (antisepsie) pour les rendre moins nocifs, leur destruction totale étant incompatible avec l'intégrité de l'œil. Il y a donc tout à gagner et rien à perdre à appliquer résolument l'antisepsie à la pratique de la chirurgie oculaire, à condition de se servir d'un antiseptique dont l'efficacité contre les cultures microbiennes soit démontrée, mais soit corroborée par l'expérience clinique et opératoire, fait *qui doit primer tout*. Nos efforts antiseptiques doivent s'inspirer de la nature et exciter encore l'*antisepsie physiologique* de l'œil, celle que réalise la conjonctive par ses glandes lacrymales, le mucus de ses desquamations épithéliales et le phagocytisme de son tissu lymphoïde, en même temps que l'écoulement lacrymo-nasal charrie les détritus et évacue les microbes vers leur égout naturel. Mais l'antisepsie oculaire doit être exécutée avec des moyens qui ne puissent pas altérer sensiblement les moyens de défense de la *cornée* par son épithélium à plusieurs couches si solides, et son faible endothélium de la chambre antérieure.

Assurer d'abord l'asepsie de tout ce qui est aseptisable et qui pourrait introduire des microbes étrangers, souvent les plus redoutables, tendre vers l'asepsie des régions par l'antisepsie, réaliser la désinfection pour les corps inorganiques et s'y efforcer pour les corps vivants, telle est la formule qui, théoriquement et pratiquement, doit donner les résultats les plus compatibles avec les imperfections inhérentes à la pratique.

Elle permet d'éviter une croyance aveugle à la valeur absolue de tel ou tel produit antiseptique, et d'autre part, elle empêche de tomber dans la négation de tout effort.

En somme, en l'état actuel de la science, il existe pour plusieurs antiseptiques des effets heureux corroborés par des séries de centaines d'opérations. Il en est ainsi pour le biiodure de mercure (Panas), le sublimé (Sattler), l'aldéhyde formique (Valude), le permanganate de chaux (Kalt), pour ne citer que les principaux. Sans entrer même dans les détails des doses, dont la force pourrait faire varier ces divers résultats, il est indiscutable que le sublimé, même sans alcool, est souvent assez irritant pour la conjonctive et qu'on lui a, non sans raison, attribué des opalescences cornéennes postopératoires; que l'aldéhyde formique, qui paraît être un puissant aseptisant, aussi bien en hygiène sociale qu'en chirurgie oculaire ou générale, peut causer une cuisson et une irritation assez fortes; que les permanganates, à cause de leur couleur et des taches qu'ils donnent momentanément, ne devraient être préférés,

A. Terson. — Technique ophtal.   4

que s'ils donnaient ici des résultats incomparablement supérieurs aux autres, ceux qu'ils donnent par exemple quand on les combine au nitrate dans l'ophtalmie blennorragique. Le biiodure n'ayant pas ces inconvénients, n'étant pas irritant pour l'œil, à la dose de 1/20 000, ayant des qualités antiseptiques égales ou supérieures au sublimé et étant privé des petits inconvénients du permanganate et du formol, nous paraît, l'ayant vu à l'œuvre dans le service de M. Panas qui l'emploie depuis de longues années, très recommandable pour la chirurgie oculaire courante, bien que d'autres antiseptiques puissent donner un ensemble de résultats à peu de chose près équivalents. De plus, son effet sur la conjonctive doit être doublé d'une préparation antiseptique des bords ciliaires par l'huile au biiodure. Il a aussi l'avantage de n'offrir aucun risque d'intoxication. On ne saurait donc repousser son emploi ou le déclarer inférieur aux autres, quand on l'a vu, sur de très nombreuses séries de malades différents, donner des résultats très satisfaisants en chirurgie oculaire.

On formulera donc, avec M. Panas, pour les irrigations préopératoires et les affusions opératoires en général :

Biiodure de mercure............ ...   0 gr,05
Alcool........ ....   16 gr.
Eau.... ....   1000 —

L'alcool que contient en si minime quantité la solution ne nous a point paru irriter la conjonctive. Avec la solution iodurée si utilisée depuis longtemps en obstétrique (Pinard) (1), qui faciliterait un titre plus fort en biiodure ou en sels voisins (puisque des solutions à 1/2000 sont alors facilement réalisables), l'injection pourrait être irritante pour la conjonctive et la *cornée*, mais cela n'est pas à redouter dans la pratique de la chirurgie sur les *annexes* de l'œil, lorsqu'ils sont le siège d'une *infection grave* (phlegmons, sinusites, etc.), la question est beaucoup moins spéciale et on peut leur appliquer les antiseptiques usités dans les cas analogues de chirurgie générale. Toutes les dilutions se font très rapidement avec une solution mère alcoolique de biiodure dans l'alcool. Il suffit de se rappeler qu'il faut un peu plus d'une cuillerée à soupe de la solution *mère* ($0^{gr},05$ pour 20 c. c., ou *beaucoup plus forte*, si on ajoute de l'iodure) à ajouter à un litre d'eau bouillie, dans un récipient bien nettoyé à l'alcool ou à l'eau bouillante. Ne pas verser trop lentement le biiodure en solution alcoolique dans l'eau, et la verser largement et rapidement, pour éviter toute précipitation de biiodure, qui pourrait sans cela se produire. Nous essayons en ce moment des solutions d'hydrate de chloral à divers titres :

(1) Bastaki, Du biiodure de mercure en obstétrique. Th. de Paris, 1884.

ces essais sont encore trop récents pour nous permettre des conclusions fermes.

Quoi qu'il en soit, l'expérience a démontré que les pratiques antiseptiques précédentes ne peuvent entraîner par elles-mêmes d'accident réel ou prédisposer à un accident consécutif. Étant donné que la conjonctive et le bord ciliaire normaux sont encombrés de microbes, l'*antisepsie* reste, en présence des incertitudes et des divergences, la conduite à tenir qui offre *à l'heure actuelle* le plus de chances pratiques de succès et le plus de nécessité théorique; elle est la meilleure tentative d'*aseptisation*, le meilleur moyen de tendre sur le vivant à l'asepsie (privation de microbes), idéal de l'antisepsie.

II

PRÉPARATION DU MALADE

Préparation *locale* : conjonctive, bord ciliaire et paupières,
voies lacrymales, fosses nasales et bouche, sains ou atteints
d'une infection chronique. — Préparation *générale*, le malade étant en bonne santé générale ou atteint d'une lésion
du reste de l'organisme.

La préparation du malade à l'opération comprend un certain nombre de précautions, les unes
pouvant avoir trait à toute opération oculaire, les
autres concernant certaines opérations spéciales
(préparation par les myotiques sur les yeux glaucomateux, par les mydriatiques, en cas de syné-
chie, etc.). Ces dernières font à proprement parler
partie de la thérapeutique oculaire et sortent du
cadre de ce travail.

La préparation qui peut être *commune* à toute
opération sur le globe ou ses annexes est une *préparation antiseptique locale*.

Autrefois, la préparation était surtout *générale*;
les sangsues, les purgations, en constituaient les
éléments essentiels. Le vésicatoire à la nuque a été
aussi assez souvent appliqué dans un but prophylac-
tique (Roux), mais il a toujours été discuté même à

4.

cette époque et son effet était considéré par beaucoup comme nul ou plus ou moins problématique (Nélaton).

On a eu cependant encore des cas d'infection, même après avoir désinfecté les instruments, *principale* source de contage. On a donc été amené à rechercher la cause de ces infections extra-instrumentales : les constatations et les expérimentations microbiennes sont venues donner la raison de ces infections chez le malade en apparence non infecté comme chez celui où les voies lacrymales et la conjonctive sécrètent du pus. Sans entrer dans les détails de la bactériologie oculaire, si fouillée dans ces dernières années et qui nécessite encore tant de recherches, nous savons, au point de vue pratique, que, comme pour la chirurgie générale et surtout celle des cavités (bouche, vagin, fosses nasales), les microbes nocifs abondent et qu'il faut toujours y penser.

Le sac conjonctival renferme d'innombrables espèces microbiennes, dont plusieurs sont *pyogènes*.

Les voies lacrymales, trait d'union entre les fosses nasales et la cavité conjonctivale, ne paraissent pas plus ni moins à craindre que la conjonctive, si les *fosses nasales* ne sont pas infectées. Au contraire, si, même sans dacryocystite, les fosses nasales sont le siège d'une infection chronique (ozène, par exemple), il est indéniable que la cornée s'enflammera facile-

ment, spontanément, traumatiquement ou opératoi-
rement (Abadie, Trousseau, Van Millingen), et cela
s'explique par des propagations des microbes de
l'ozène (A. Terson et Gabriélidès) ou d'autres infections d'origine nasale.

Enfin le bord ciliaire, dont on soupçonnait depuis
longtemps le danger, est recouvert à l'état normal
de cocci pyogènes (Panas et A. Terson), d'où le
danger de tout massage et de toute extraction des
masses corticales en se servant de son intermédiaire
(Knapp, Panas), non antiseptisé.

Il faut donc diminuer la virulence du microbisme
physiologique; à plus forte raison, s'il y a une
infection apparente dont le danger est patent
(ulcères cornéens d'origine dacryocystique, d'origine blépharitique). Les causes de ces infections de
voisinage ont été largement mises en lumière, en ce
qui concerne les ulcères *spontanés* de la cornée,
mais en ce qui concerne les *infections postopératoires*, leur nombre assurément moindre, l'absence
de recherche microbienne et une certaine timidité
dans l'aveu des opérateurs ont jusqu'ici assez restreint le nombre des constatations bactériologiques
pour qu'on ne puisse pas affirmer la plus ou moins
grande gravité de tel ou tel microbe: mais on sait
dès à présent que le staphylocoque, le streptoco-
que, le pneumocoque, entre autres, peuvent donner
la panophtalmie.

Les expériences de laboratoire démontrent surabondamment qu'un *grand nombre* de microbes peuvent donner non seulement des infections cornéennes ou iriennes, mais encore la panophtalmie avec destruction du globe. Cela démontre aussi l'inanité de l'idée d'une *recherche bactériologique* avant l'opération, pour n'intervenir que si on ne trouve pas le microbe dangereux. Tous les microbes pyogènes sont dangereux et le sujet le plus normal en possède souvent assez pour avoir une panophtalmie si les circonstances en favorisent l'éclosion. La main de l'opérateur serait pour toujours arrêtée s'il attendait, pour opérer, des malades sans microbes dangereux, même avec une antisepsie prolongée. Assurément c'est plutôt une diminution de virulence et une excitation de la défense naturelle qu'il faut chercher qu'une disparition microbienne.

M. Vacher, et M. Nuel à sa suite, ont cherché, sans entrer dans une pratique bactérioscopique, à trouver un procédé à la portée de tous, qui donne un *critérium* clinique et une quasi-certitude préopératoire, sorte de pansement témoin. Un pansement sec est appliqué sur l'œil du malade et conservé vingt-quatre heures. Si, après ce temps, l'œil est très sécrétant, c'est qu'il serait habité par des microbes par trop nocifs et il y aurait lieu de lui faire subir une antisepsie spéciale pendant plusieurs jours avant l'opération. Malheureusement bien des yeux séniles sécrètent abondamment sous l'occlusion et ce pansement prétendu révélateur ne donne pas alors de révélation décisive ; de plus, on peut affirmer que si l'œil avait subi, avant l'occlusion, une préparation antiseptique, il n'aurait généralement que bien peu sécrété sous l'occlusion. On voit en effet, comme MM. Panas, Nuel et nous-même l'avons remarqué, que, lorsqu'on lève le premier pansement binoculaire après l'extraction du cristallin, l'œil opéré qui a été seul antiseptisé, est le plus sec, le moins sécrétant, d'où la preuve clinique de l'efficacité relative de l'antisepsie préalable et de son défaut de danger. De plus, exceptionnellement, surtout chez les malades dont la *peau* des paupières est délicate, une sécrétion profuse se produit, inonde le pansement; et lorsque l'opérateur, tremblant de voir l'œil en pleine suppuration à la vue des sécrétions verdâtres déposées sur le pansement, entr'ouvre l'œil, il trouve souvent tout en parfait état. Que conclure de tant de résultats contradictoires? Qu'en l'absence de toute infection *clinique* nette des annexes de l'œil, il faut opérer dans tous les cas, après l'antisepsie raisonnée que nous commandent les recherches microbiennes récentes, mais sans passer par les incertitudes d'une recherche bactérioscopique préalable et par les variations du pansement témoin.

Sans doute ce sont les opérations sur le *cristallin*,

le *sac capsulaire* et le *corps vitré* qui nécessiteront surtout cette préparation antiseptique, car les masses corticales constituent un excellent bouillon de culture (Chibret).

La rareté des infections est extrême après une iridectomie, une énucléation ou une strabotomie, même sans préparation.

Ce n'est que dans des cas spéciaux (suppuration osseuse ou viscérale, diabète, etc.) qu'une préparation *générale* aura sa raison d'être. Il n'est cependant pas démontré qu'un traumatisme oculaire ne provoque pas quelquefois par infection endogène chez un sujet mal portant ou bien portant en apparence, un appel des microbes qui peuvent pénétrer dans la circulation. Les expériences de Tornatola, de Panas et Mermet, démontrent la réalité du fait, bien connu du reste en pathologie chirurgicale générale, mais au lieu de faire, comme les chirurgiens anciens, de ce mécanisme la règle, il convient d'en faire l'exception. Nous ne croyons pas cependant que tout terrain ait une réaction égale devant le microbisme normal qu'entraîne toute ouverture de l'œil.

Nous avons vu deux fois une poussée de rhumatisme articulaire aigu provoquer des accidents au cours de cures postopératoires. Nous croyons de plus que la résistance variable de la cornée à l'infection est en grande partie commandée par l'état d'intégrité du système nerveux cornéen. Mais la dif-

férence des résultats qu'on obtenait du temps de
Desmarres sur les diabétiques et ceux qu'on obtient
aujourd'hui sur eux et sur les diathésiques en général, prouve que c'est surtout l'antisepsie locale
qui a modifié le nombre des infections postopératoires chez les malades.

Beaucoup d'opérateurs, en présence de la possibilité de quelques séries heureuses d'extraction sans
préparation, interviennent sans préparation. Nous
croyons avoir montré que la préparation ne pouvait
à la rigueur qu'être inutile, et *on ne le sait qu'après*
l'acte opératoire, jamais avant. Ceux qui penseraient
que l'occlusion antiseptique pendant la nuit qui
précède l'opération, peut, par l'absence du cli-
gnement et du balayage lacrymal, favoriser la
pullulation microbienne, oublient que le malade
ferme aussi les yeux la nuit qui précède l'opération.

En dehors de la préparation psychique à l'opération, comme préparation générale, une purgation,
la veille, reste indiquée, mais en dehors de cette
précaution, toute antisepsie intestinale paraît
superflue. On peut opérer en tout temps, et le
chirurgien devra oublier, pour ainsi dire, la possibilité d'une infection endogène, pour ne croire
pratiquement qu'à l'infection exogène. Il devra
cependant retenir la nécessité de guérir ou de désinfecter longuement une suppuration, urétrale,
osseuse ou autre, ou de traiter un état général trop

mauvais avant d'entreprendre une opération oculaire, le sang de ces sujets, comme maintes observa-
tions et expériences l'ont démontré, pouvant donner
dans l'œil traumatisé une infection métastatique.

Préparation locale. — Elle différera si le malade
est atteint d'une lésion infectieuse juxta-oculaire,
ou s'il paraît normal de ce côté.

S'il s'agit d'un malade dont tous les annexes de
l'œil, dépourvus de toute rougeur et de toute sécrétion, paraissent absolument physiologiques, la
préparation sera la suivante :

La veille au soir, après avoir au besoin instillé
quelques gouttes d'une solution de cocaïne à
1 p. 100, on commence par laver les sourcils et
les paupières bien fermées avec de l'eau savonneuse
et du biiodure tiédi : puis on essuie avec du coton
hydrophile stérilisé que l'on a apporté. On fait
ensuite une irrigation tiède des culs-de-sac avec du
biiodure préparé chez le malade et une canule
aplatie.

L'irrigation faite au vide-bouteille par exemple,
sera pratiquement suffisante après 200 grammes
environ. Si l'on a pas apporté de canule et de vide-
bouteille, de larges affusions sur les paupières retournées sont indiquées. On doit se demander et
vérifier dans quelle mesure l'intromission d'une
pommade ou d'un collyre glycériné ou huileux antiseptique peut remplacer l'irrigation aqueuse. Mais

de nombreuses recherches comparatives sont nécessaires pour établir la nature et la dose de l'antiseptique à employer.

Puis, attirant à soi la paupière inférieure que
l'on presse et que l'on malaxe légèrement (expression des glandes sébacées), on passe, avec un petit
tampon en cigarette apporté en tube stérilisé et
fermé, un peu d'eau savonneuse ou du carbonate de
soude tiède à 2 p. 100 sur le bord ciliaire; on essuie
au coton sec et on peut y appliquer une mince
couche d'huile biiodurée.(1) qui adhère ensuite
totalement au bord ciliaire dégraissé (Panas).

On fait la même manœuvre à la paupière supérieure, on enlève l'excès de biiodure avec du coton
sec et on recouvre d'un pansement à la gaze stérilisée à n'enlever qu'à l'opération. Ces manœuvres
déterminent quelquefois une très légère irritation,
mais l'action aseptisante est des plus réelles sur le
bord ciliaire, comme les expériences que nous avons
faites sous l'inspiration de M. Panas (2) le prouvent;
elles démontrent qu'alors que *tout bord ciliaire*
normal donne des cultures plus ou moins virulentes,
pouvant arriver même à donner la panophtalmie
sur un œil de lapin, les bords ciliaires enduits d'huile

____

(1) La préparation fort délicate de l'huile biiodurée à 4 p. 1000
ou à d'autres doses est précisée dans la thèse de Vibert, Paris,
1892, et dans le travail de Delacour, *Journal des Praticiens*, 1894.

(2) PANAS, *Arch. d'opht.*, 1893.

A. TERSON. — Technique ophtal.   5

biiodurée sont stérilisés après vingt-quatre heures dans la proportion de 4/10. Ceux qui donnent encore des cultures ne produisent que des colonies d'un développement lent et maigre.

D'autres opérateurs (Valude) se contentent d'instiller quelques gouttes d'une solution de formol à 1 p. 300. D'autres, se servant du sublimé (Grand-clément) en irrigations fréquentes pendant plusieurs jours, arrivent systématiquement à faire suppurer la muqueuse pour la nettoyer, ce qui n'est pas sans paraître provoquer des accidents (Chibret).

Nous croyons que c'est dépasser le but, et entre ces pratiques et le simple lavage au moment de l'opération que font beaucoup de chirurgiens, il y a place pour la préparation qui est indiquée plus haut. En tous cas, on devra se rappeler que, si l'on se déclare partisan de tentatives antiseptiques préopératoires, l'antisepsie conjonctivale n'est que la *moitié du problème* à résoudre et qu'il faut la compléter par l'antisepsie ciliaire, par l'huile biiodurée ou une autre pommade antiseptique. On a pu même se demander si une injection dans les voies lacrymales *saines* pouvait être utile : mais les larmes la réalisent suffisamment, et, si les fosses nasales sont normales, il est permis de s'en dispenser.

Les chevelures et les barbes exubérantes pourront, quelques jours auparavant, être raccourcies et savonnées en évitant d'enrhumer le malade.

Préparation générale. — A part une purgation moyenne à l'eau minérale, elle nous semble inutile. Le salol à l'intérieur, le naphtol et les autres antiseptiques intestinaux, ne sont guère de mise ici.

Si par contre le sujet souffre d'une maladie de cœur, est diabétique ou albuminurique, il y a intérêt à préparer le malade d'une façon spéciale. L'antipyrine, en l'absence d'albumine, sera prescrite aux diabétiques à la dose de 3 grammes, quelquefois 4 grammes par jour : elle arrive à réduire énormément, à faire disparaître le sucre, pendant les quelques jours de la cure opératoire, si on la combine au régime spécial. Cette précaution est régulièrement suivie par M. Panas. Le régime lacté sera prescrit aux albuminuriques, de même le traitement des affections cardiaques et vasculaires, de manière à diminuer les dangers possibles d'une hypertension sanguine pouvant amener une hémorragie, surtout chez un artério-scléreux avec cœur hypertrophié. Tout sujet atteint de manifestations rhumatismales ou syphilitiques notables, sera soumis au traitement général approprié, préparatoirement et consécutivement.

Le cas qui reste toujours le plus dangereux à opérer, même après avoir exécuté les préparations précédentes, est celui d'un malade atteint d'une lésion inflammatoire aiguë ou chronique des annexes de l'œil.

La dacryocystite purulente ou même simplement glaireuse est surtout à redouter, car, en inoculant directement les plaies cornéennes, elle provoque facilement le phlegmon total.

On commencera donc toujours, d'abord par rétablir largement la perméabilité du canal, à moins d'oblitération osseuse ou fibreuse définitive. Puis on tarira, par l'écouvillonnage et les injections antiseptiques, surtout au nitrate, l'écoulement du pus. S'il persiste un écoulement, il sera indiqué d'ouvrir largement le sac par la peau, pour créer au pus une nouvelle voie *qui ne soit pas l'œil*, et de le bourrer de gaze iodoformée ; des cautérisations au nitrate sont aussi utiles. On n'opérera que s'il ne reste plus d'écoulement purulent. De toutes façons, s'il reste un écoulement séreux, on injectera matin et soir les voies lacrymales avant et après l'opération, après avoir appliqué sur l'œil un pansement *humide*, toujours imbibé de biiodure ou d'eau boriquée froide (Terson père). Lawrence avait autrefois, mais pour tous les cas, recommandé l'irrigation continue du pansement avec un récipient perforé pendu au-dessus de la tête du malade et dont l'eau arrivait sur le pansement en suivant une ficelle. C'était au moment de l'application de l'irrigation continue à la chirurgie générale.

Tout état de *stagnation lacrymale* sera préalablement traité, car il prédispose à la pullulation et à la virulence excessive des microbes, comme toute eau dormante. C'est-à-dire que, même sans trace de dacryocystite, tout point lacrymal *éversé* sera *incisé*, *canalisé* et *redressé* par les opérations appropriées. Qu'elles soient donc éversées, rétrécies ou infectées, les voies lacrymales seront rétablies systématiquement.

Les *fosses nasales* malades seront aussi toujours traitées, puisqu'on sait l'action désastreuse de l'ozène, même sans la plus légère dacryocystite, sur les plaies de la cornée. Sur 115 extractions de cataractes simples faites par nous, le seul cas d'iridocyclite à hypopion que nous ayons eu a été chez un ozéneux, sans dacryocystite, et malgré huit jours d'irrigations nasales et de nitratation conjonctivales.

C'est donc pendant *plusieurs semaines* qu'il faudra chez les ozéneux : 1° faire des nitratations à 1 p. 100 et des irrigations lacrymales; 2° faire quotidiennement une irrigation conjonctivale au biiodure; 3° traiter les fosses nasales par les irrigations et par des prises d'acide borique en poudre qui amènent une décharge muqueuse notable (1). Haab, Evers-

(1) On peut aussi faire des pulvérisations intranasales avec l'huile mentholée ou la glycérine iodée. Certains pulvérisateurs (Major) arrivent à faire ces pulvérisations absolument impalpables, et on peut ainsi quelquefois remplacer les irrigations ou les inhalations de menthol par ces pulvérisations. Mais l'huile mentholée et la glycérine iodée ne sont pas supportées par tous les malades et il y aura lieu, sous ce rapport, de tâter la sensibilité des sujets.

buch, Deutschmann, frappés de la gravité des interventions sur les ozéneux, ont été jusqu'à lier les canalicules au catgut ou à les oblitérer au galvanocautère. Le traitement précédent nous semble suffisant et moins mutilant, à condition d'être prolongé au moins trois semaines.

Chez certains sujets, M. Darier a même proposé de faire des *injections sous-conjonclivales* de sublimé à titre préventif. Mais cette antisepsie sous-conjonctivale, si utile dans certains cas thérapeutiques, se généralisera difficilement ici, car elle peut donner une vive irritation de l'œil, et masquerait l'aspect normal.

Il nous paraît absolument utile, surtout chez les sujets à dents cariées, abondamment garnies de tartre et entourées de suppurations péridentaires, de faire nettoyer et antiseptiser dans une certaine mesure, quelques jours avant l'opération, une cavité aussi infectée et qui en somme communique avec l'arrière-gorge et les fosses nasales. Nous croyons de plus que la carie dentaire exalte considérablement la virulence des microbes habituels.

Ce que nous savons des résultats nocifs de l'ozène doit aussi être vrai, dans une moindre mesure, de l'infection intense de la cavité buccale.

Le ptérygion, que l'on a depuis bien longtemps considéré comme dangereux, et qui recèle dans ses plis, bien près de la plaie opératoire, des microbes pouvant être occasionnellement périlleux, pourra être opéré quelques semaines avant la cataracte. Il y a là une condition de prudence à observer, malgré quelques extractions réussies (A. Trousseau) sans accidents sur des yeux à ptérygion. Toute blépharite, les orgelets, les chalazions, qui marquent un état infectieux, toute conjonctivite, le trichiasis, l'érysipèle à répétition, seront préalablement traités.

S'il y a une suppuration osseuse, une affection viscérale (cystites, etc.), une endo-infection (syphilis, tuberculose, etc.), il est hors de doute qu'il faudra la traiter pour qu'elle ne soit pas une cause d'endo-infection pour l'œil opéré, foyer d'appel. M. Panas a même recommandé d'énucléer à l'avance un moignon oculaire douloureux. S'il n'est pas douloureux à la pression (irido-choroïdites lentes, ossification, etc.), on pourra cependant s'abstenir et opérer avec succès la cataracte de l'œil opposé, comme cela nous est arrivé plusieurs fois.

Opérations sur les annexes de l'œil. — Quand il s'agit d'une opération sur l'*orbite*, les *voies lacrymales* ou les *paupières*, on prendra les mêmes précautions préalables que pour une opération de chirurgie générale.

La *veille* au soir, un savonnage de la peau, un lavage avec la solution biiodurée chaude, enfin l'application d'un pansement biioduré humide à n'enlever qu'à l'opération, sont des précautions absolument recommandables.

Pendant l'opération, après avoir fait grande attention que l'aide chloroformisateur ne salisse pas de nouveau le champ opératoire, on entourera le front, les cheveux et les joues de compresses bouillies, comme on le fait en chirurgie générale, et dont on doit avoir toujours un bocal. On a aussi employé une compresse aseptique et percée d'un très large trou laissant atteindre la partie à opérer.

III

CONDUITE A TENIR AVANT, PENDANT ET APRÈS L'OPÉRATION

Antisepsie des mains. — Aseptisation des tampons et des
instruments. — Rôle des aides. — Conduite à tenir pendant l'opération. — Pansement post-opératoire. — Utilité
du pansement ouaté, sec et rare. — Régime des opérés. —
Conservation des objets de pansements. — Collyres. —
Sutures.

ANTISEPSIE DES MAINS.

Pour le lavage des mains à l'eau bouillie ou fil-
trée, et la disposition de la salle d'opération, l'idéal
est certainement de conformer la pratique de la
chirurgie oculaire aux dernières exigences de la
chirurgie générale : mais, le champ opératoire est
pour l'œil si restreint, et d'ailleurs obturé à tout
instant par les paupières, que l'on peut faire des
opérations oculaires dans un local, chambre ou
salle, bien aéré et propre, mais sans appropriation
spéciale, à condition d'user de précautions et de faire
supprimer ou immobiliser à l'avance les rideaux,
tentures et tapis, pouvant donner une poussière
septique et dangereuse.

5.

La disposition spéciale d'une salle pour les opérations oculaires est plutôt destinée à empêcher une erreur ou un oubli de la part de l'opérateur qu'à avoir une action absolument directe sur le terrain de l'opération.

Nous devons faire remarquer une faute fréquente au cours de l'antisepsie des mains. Elle dépend d'une instrumentation défectueuse : c'est ainsi que beaucoup d'opérateurs se lavent les mains en tournant d'abord le robinet avec leurs doigts non antiseptisés, puis, après s'être lavé les mains, ils referment eux-mêmes le robinet et y reprennent une partie des matières septiques. On pourrait éviter de plusieurs façons ces erreurs qui neutralisent les meilleurs efforts d'antisepsie : 1° En préparant à l'avance deux bassins, l'un avec un savon antiseptique (thymol) et de l'eau pour savonner, l'autre du biiodure ou un autre liquide antiseptique pour rincer les mains, que l'on essuiera ensuite avec des tampons ou une compresse stérilisés, et non avec une serviette peu sûre. M. Landolt s'essuie les mains en les passant un moment dans des gants stérilisés ; 2° Quelques opérateurs tournent la difficulté, en faisant verser sur leurs mains par leur aide un savon liquide antiseptique. M. Landolt emploie un savon liquide cyanuré et conservé dans un tube métallique que l'on presse. On pourrait aussi avoir divers savons liquides dans un récipient à goulot bouché à l'ouate, tels que les récipients dits *florentins* dont la forme est usitée chez bien des peuples comme vase à boire ; 3° On évitera encore sûrement toute erreur en se servant de fontaines de divers modèles (fig. 3), où le robinet marche par une *pédale* ; 4° Enfin on peut faire adapter à la pièce qui ouvre et ferme le robinet une longue tige que l'on pousse du coude, sans être obligé de la toucher avec les doigts.

Quant au lavage et au brossage des mains et des ongles, on suivra les préceptes bien connus usités en chirurgie générale, en

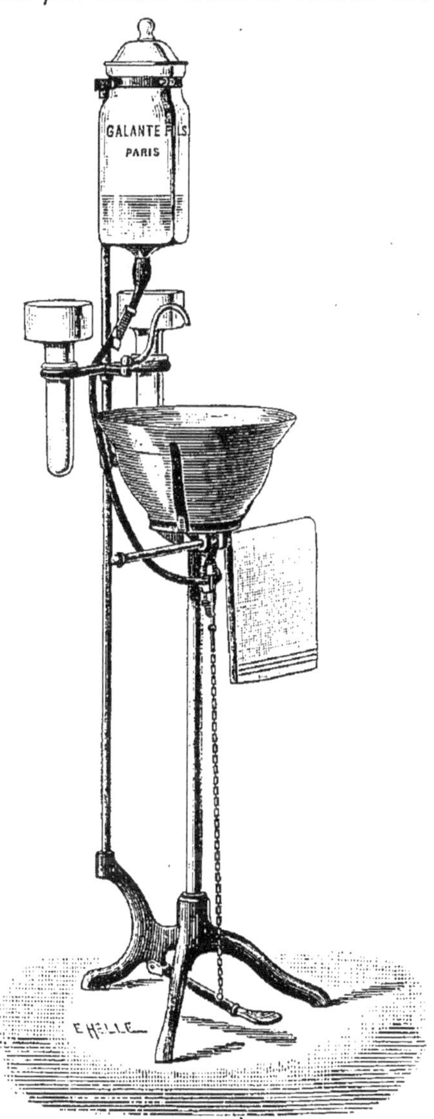

Fig. 3. — Fontaine de Galante.

évitant cependant, à notre avis, l'acide phénique ou

le sublimé, qui altèrent certains épidermes et la souplesse des doigts : on emploiera le biiodure.

Les ongles, passés au cure-ongles, avant le brossage, ne seront tenus ni trop courts ni trop longs. Un ongle trop court supprime à l'index et à sa pulpe une partie de l'appui qu'il doit leur fournir, et il est connu que des ongles très courts se nettoyent plutôt moins bien et s'encrassent plus vite que des ongles de longueur telle que leur extrémité ne dépasse pas la convexité de la pulpe. Plus long, le nettoyage est imparfait et l'ongle est gênant.

Les manches de toile stérilisée peuvent être utilisées pour les opérations palpébrales et orbitaires.

Pour les opérations oculaires en général, on ne peut guère exiger du chirurgien, s'il a ses mains nettoyées à fond, qu'une *propreté de bactériologiste*; la surface oculaire n'est pas plus grande que celle d'un tube à culture, et il n'y a pas besoin de blouse ni de manches stérilisées pour ensemencer convenablement un tube à culture. Pendant les opérations sanglantes, une cuvette de biiodure sera à côté du chirurgien pour qu'il puisse y tremper souvent ses mains.

Le savon sera brossé et passé à l'eau après qu'on s'en sera servi, pour qu'il ne conserve pas d'impuretés.

ASEPSIE DES TAMPONS.

Les tampons devront toujours être stérilisés. En cas d'urgence, on se servira de boulettes d'ouate qu'on fait bouillir, et que l'on exprime avec les pinces-longuettes à pansement, ou à la rigueur avec les mains désinfectées. On abandonnera complètement les éponges, qui ne supportent pas l'ébullition et dont le nettoyage difficile est une source d'accidents. On se servira de petits tampons d'ouate pour le globe de l'œil et de tampons plus volumineux pour les paupières et l'orbite. Les tampons employés à l'Hôtel-Dieu, pour l'essuyage de l'œil même, nous paraissent absolument parfaits. Ils ont la forme d'une petite cigarette, se font comme elle et se composent d'un petit fuseau d'ouate hydrophile mouillée étirée, puis enveloppée d'une mince feuille d'ouate hydrophile mouillée. On roule ensuite cette cigarette et d'un coup de ciseaux on abat les pointes. On les stérilise ensuite. On peut aussi essuyer l'œil avec de petits tampons d'ouate enroulés à sec autour d'un bout d'allumette en bois, et dont on stérilise et conserve à l'avance de grandes quantités dans des tubes bien bouchés. De véritables boulettes d'ouate humide aseptisée serviront pour les opérations sur les annexes. On aura de plus une série de feuilles d'ouate, formant des plaques mouillées, très utiles pour fermer l'œil non opéré, et pour recouvrir, immédiatement après l'intervention, l'œil

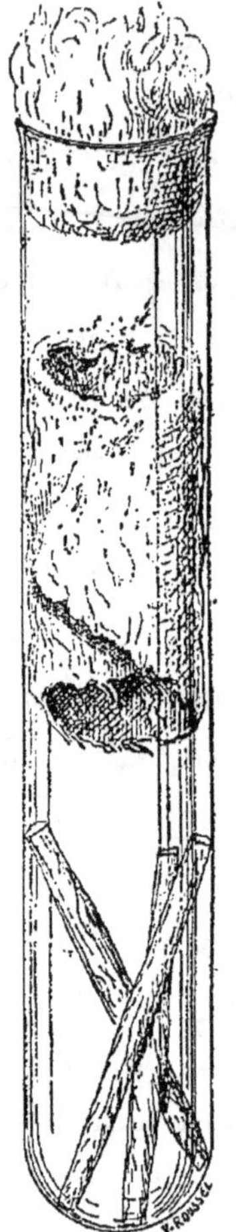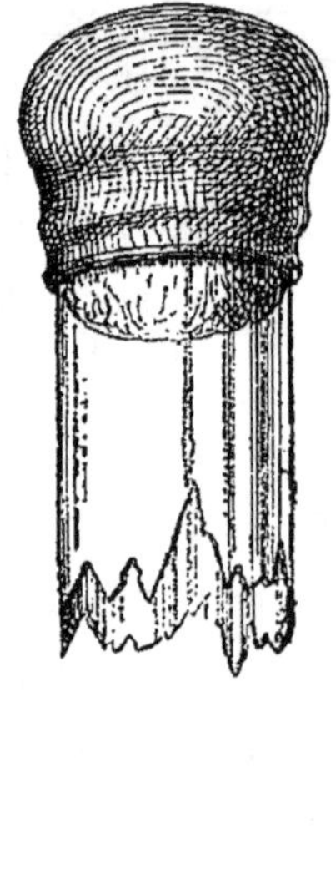

Fig. 4. — Tube à tampons.

opéré, d'un gâteau mollasse d'ouate humide. Le tout s'aseptise et se transporte dans des boîtes métalliques, ou dans des cristallisoirs fermés, ou mieux, à notre avis, dans des éprouvettes encapuchonnées de caoutchouc que l'on peut facilement glisser dans ses poches et qui se conservent indéfiniment aseptiques comme des tubes à culture (fig. 4). Les petits capuchons de caoutchouc sont d'une nécessité constante pour emporter les flacons bouchés à l'émeri, etc.

ASEPSIE DES INSTRUMENTS.

La privation absolue de tout germe doit être obtenue pour les instruments, aussi bien pour éviter la contagion de divers virus que pour supprimer toute possibilité d'inoculation septique.

L'immersion dans les solutions antiseptiques demande un temps assez long pour avoir quelque certitude et donne le plus souvent une fausse confiance. C'est par la chaleur et le feu qu'il faut purifier ses instruments dans la grande majorité des cas : c'est même l'unique moyen pratique, lorsqu'on a une série d'opérations successives où l'on est obligé d'utiliser plusieurs fois de suite les mêmes instruments. Certains instruments grossiers doivent être *flambés* ; pour les sondes et les écarteurs, cette pratique, qui est loin d'être usitée par tout le monde, devrait être absolument générale et, avec une lampe à alcool, elle est bien simple, même dans le cabinet. Les instruments plus délicats (pinces à iridectomie, couteaux, ciseaux, etc.), peuvent être jetés dans la solution bouillante de carbonate (ou de bicarbonate qui est plus pur) de soude à 2 p. 100. Cette solution bout à une température un peu supérieure à celle de l'eau simple; elle est moins désagréable à employer que la glycérine et l'huile et ne rouille pas les instruments, à condition de les jeter dans la solution seulement lorsqu'elle est déjà bouillante. Néanmoins l'eau ordinaire suffit dans la majorité des cas et n'altère guère plus les instruments. Quatre à cinq minutes d'ébullition suffisent pour obtenir, sans trop de détérioration des instruments, l'état aseptique que l'on recherche. On place ensuite les instruments, saisis avec une pince-longuette, dans des cuvettes que l'on aura préalablement flambées avec quelques gouttes d'alcool ou dans des assiettes creuses qu'on fait bouillir pendant quelques minutes. Il paraît inutile de les tremper alors dans une solution antiseptique, mais seulement dans de l'eau bouillie refroidie. Car tous les antiseptiques, et même la simple solution boriquée, altèrent les tranchants et les pointes. — Pour les couteaux, qui sont plus faciles à désinfecter que les instruments à griffes, on pourrait se contenter de les laisser une demi-heure dans le chloroforme ou l'alcool absolu (Birnbacher), dans une éprouvette à bouchon métallique munie de pinces serre-fines, mais l'ébullition pendant deux à trois minutes dans la solution alcaline ne les altère pas sensiblement, lorsqu'on suit les précautions signalées plus haut, et on n'a pas la complication inutile de deux modes de stérilisation. On vérifiera

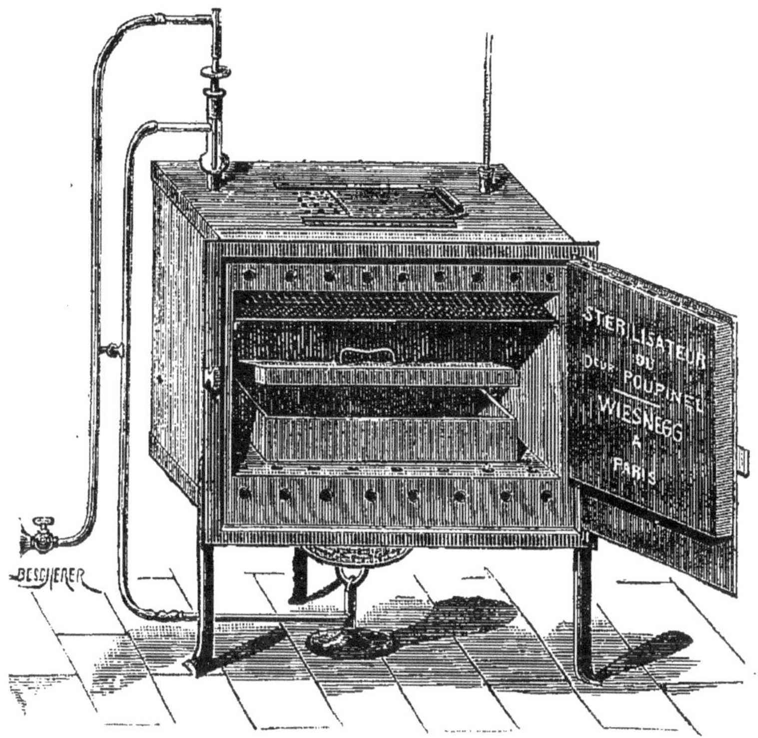

Fig. 5. — Stérilisateur universel Poupinel.

toujours auparavant sur le canepin la valeur de la pointe et du tranchant qui ne doivent jamais crier et qu'il y a toujours intérêt du reste à faire aiguiser lorsqu'ils ont exécuté au plus deux opérations.

Quand il n'y a qu'une opération à faire, on pourrait se servir du stérilisateur Poupinel, qui a le très grand avantage de stériliser en même temps les tampons, l'ouate et les objets de pansement (stérilisateur universel, fig. 5). L'autoclave et certaines étuves (Morax) peuvent également rendre d'excellents services, mais l'autoclave peut altérer par trop les instruments. Le four Pasteur, qui sert à stériliser dans les paniers de fil de fer des tubes à culture, rendrait les mêmes services pour les pansements. Certains pharmaciens, bien connus pour leurs excellents produits pour la chirurgie abdominale, préparent aussi des flacons cachetés contenant un matériel de pansement stérilisé par la chaleur. On peut très bien utiliser ces pansements, si l'on n'a pas une installation suffisante ou en cas d'urgence. Du reste, le chirurgien peut préparer à l'avance aseptiquement plusieurs boîtes ou tubes de pansements et tampons qui, restant clos, se conservent indéfiniment utilisables. Mais, pour les instruments, l'ébullition dans le moindre récipient ou le plus ordinaire ustensile de ménage reste le moyen le plus parfait et le plus commode.

Après l'opération, les instruments sont repassés à l'eau chaude (jamais dans l'acide borique, qui y laisse des cristaux), et essuyés avec un linge fin. Les mors des pinces, qui conservent quelquefois des caillots qui les encrassent et les rouillent, peuvent être brossés avec une fine brosse métallique (Lüer).

SALLE D'OPÉRATIONS.

Si une salle d'opérations construite suivant le type bien connu des salles d'opérations pour la chirurgie générale est certainement utile dans une clinique ou dans un service d'hôpital, on peut aussi opérer,

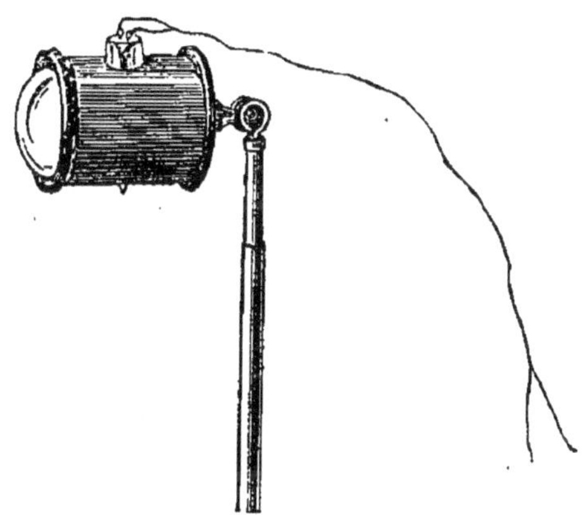

Fig. 6. — Photophore de Helot et Trouvé. L'appareil est tenu à la main.

avons-nous dit, dans d'excellentes conditions, chez le malade lui-même, après avoir fait retirer ou fixer plusieurs jours auparavant les rideaux et les tentures. Du reste, ne peut-on pas porter le pansement et les tampons aseptisés à l'avance dans une boîte métallique ?

Une pièce avec un bon éclairage oblique et venant d'un peu haut, du nord, si c'est possible, en évitant les ciels ouverts ou de trop vastes baies vitrées

avec des éclairages qui se contrarient, est une bonne
salle d'opération, si elle est peinte à l'huile, et si le

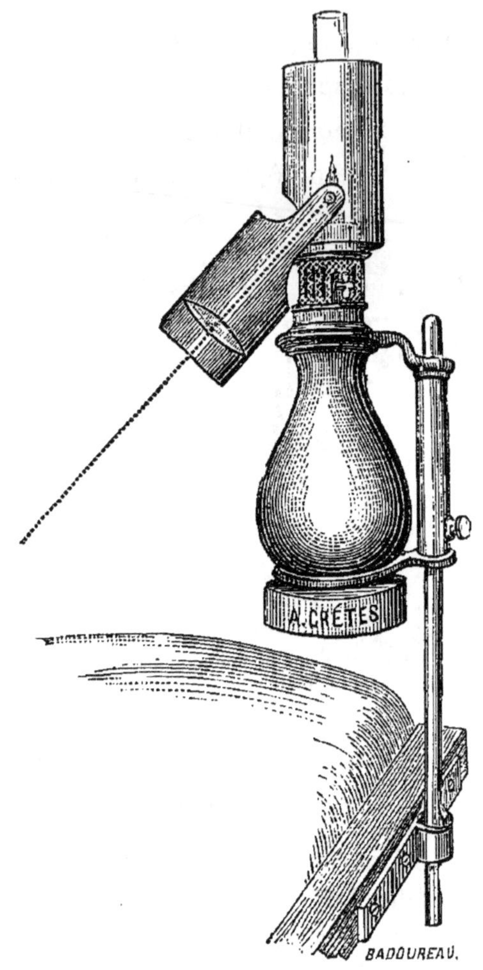

Fig. 7. — Lampe de Wecker pour l'éclairage oblique.

dallage, le parquet ou la toile cirée qui le recouvre,
est lavé de temps en temps. Le spray, inutile ou

nuisible au cours des opérations, est utile pour être dirigé sur les murs, une ou deux fois par semaine, lors du nettoyage des poussières avec un linge et une solution antiseptique.

L'éclairage électrique (photophores, fig. 6 ; quelques opérateurs, rhinologistes et ophtalmologistes, emploient même le bandeau frontal), à son défaut, une bonne lampe à gaz, avec ou sans bec Aüer, ou même une grosse lampe à pétrole ou à huile, le tout muni d'un réflecteur et d'une lentille convergente dirigeable (fig. 7), ont de temps à autre leur indication, en présence d'une journée sombre ou pour certaines interventions très délicates (membranules, etc.).

RÔLE DES AIDES.

Le rôle des aides sera aussi limité que possible. Le chirurgien ne se confiera jamais sans contrôle à un aide, si expérimenté qu'il puisse être, et aura tout vérifié avant de commencer son opération. Il constatera *de visu* la stérilisation de ses instruments et l'ébullition de l'eau pour les instruments. L'aide ou les aides sont là non seulement pour préparer instruments et pansements, mais surtout pour anesthésier, pour éponger ou fixer l'œil. Leur rôle est capital et sera d'autant mieux exécuté qu'il sera plus restreint et qu'un seul aide ne sera pas obligé d'exécuter à la fois toutes les besognes qui en nécessitent plusieurs. C'est au chirurgien responsable, et à lui seul, qu'il appartient de faire exactement le choix de ses instruments, et de vérifier leurs pointes et leurs *tranchants* par exemple.

S'il reste en général préférable de faire les opérations sur des sujets non infectés, avant d'avoir touché d'autres sujets infectés, il n'y a cependant, étant donné le champ opératoire si restreint, pas d'inconvénient sérieux à le faire si on procède à un nettoyage énergique des mains. Mais il faudrait se garder de panser ou d'opérer des sujets infectés, dans les salles d'opération, de même qu'il est meilleur que les sujets infectés ou contagieux (et tout infecté est contagieux) ne soient point placés après l'opération dans les mêmes salles que les autres opérés. Les aides qui mettent la main à des autopsies ou à des préparations sur le cadavre doivent redoubler de soins antiseptiques. Dans cet enchaînement de pratiques antiseptiques, qu'on arrive à exécuter méthodiquement et presque machinalement, la moindre infraction ou la moindre distraction annihile le reste des efforts déjà faits ou à faire.

CONDUITE A TENIR PENDANT ET APRÈS L'OPÉRATION.

Au moment de l'opération, le malade se couche sur le lit d'opération, ou sur un petit lit de fer bien éclairé, exceptionnellement (cas spéciaux) dans le lit où il séjournera ; il est revêtu de son costume de nuit et d'une simple robe de chambre pour éviter les manœuvres compliquées et au moins inutiles du déshabillage après que l'œil aura été largement ouvert. Les parents doivent rester un peu éloignés, mais dans la même pièce.

L'œil opposé est recouvert d'une plaque d'ouate mouillée qui adhère aux paupières et supprime, si l'on a plusieurs opérations successives, le bandeau qui passe de malade en malade. On pourra, si l'on veut, empiler sur l'œil sain quatre ou cinq plaques humides : on les aura ainsi sous la main pour recouvrir l'œil opéré dès que l'opération est terminée. Puis on fait l'irrigation conjonctivale (Voy. ch. iv).

Au cours de l'opération, le sang pourra être enlevé avec les petits tampons-cigarettes mentionnés plus haut ; la pince à caillots enlèvera les caillots très adhérents. Les masses corticales, chargées sur la curette ou expulsées par la pression digitale sur le bord ciliaire antiseptisé, seront ramassées avec les tampons précédents, tirés directement avec des pinces de la boîte métallique aseptique, mouillés, s'il y a lieu, avec l'eau stérile qui sert pour aseptiser les instruments, enfin tenus par l'aide *avec une pince* (pince à verrou, par exemple), ou ses mains parfaitement désinfectées.

L'opération terminée, on se bornera, dans les cas simples, à montrer rapidement les doigts au malade, pour lui donner du courage et lui montrer, ainsi qu'à son entourage, que la vue est revenue. Franco recommandait justement de faire voir « quelque chose blanche pour satisfaire à chacun et pour exalter l'art ».

PANSEMENT.

Le pansement se composera d'abord d'une rondelle de gaze (le contact de l'ouate appliquée directement irritant la peau et le bord ciliaire ; il en serait de même pour les cataplasmes et pansements humides avec des gâteaux d'ouate). Cette gaze peut être simplement aseptique (antiseptique, si le matériel d'aseptisation fait défaut ; mais on peut toujours faire bouillir et dessécher de la toile fine) lorsqu'il s'agit d'un pansement pour une opération sur le globe. Nous ne comprenons pas comment une rondelle de gaze antiseptique pourrait avoir un effet très puissant sur une plaie cornéenne à travers des paupières hermétiquement fermées. Rien ne vaut mieux, après l'extraction de la cataracte, par exemple, que des rondelles de lint ou de *batiste préalablement* coupée, puis stérilisée. Quand il s'agit d'une opération sur les paupières, une rondelle de gaze iodoformée, salolée ou thymolée est au contraire indiquée : elle est quelquefois irritante, et doit alors être remplacée par la batiste stérilisée.

Monoculaire ou binoculaire, le pansement oculaire doit être à niveau et rien ne peut, mieux que l'ouate ou la charpie, remplir ce rôle. On placera d'abord, comme M. Panas le fait observer, une petite masse d'ouate pour remplir et égaliser l'angle interne, puis de très fines rondelles de coton dont on repliera les bords effilochés, enfin une large plaque d'ouate étirée passe sur le dos du nez et réunit les deux pansements oculaires.

Le pansement ouaté, que Pellier recommande tout au long, a, on peut le dire, réalisé un progrès en chirurgie oculaire équivalent à celui du pansement ouaté de Guérin en chirurgie générale. C'est bien plus en immobilisant les surfaces traumatisées ou sectionnées que ce pansement guérit, que par la filtration des microbes. De Græfe, en présence des résultats déplorables et de la pratique de ceux qui avaient laissé de côté l'admirable pansement ouaté du xviiie siècle, pour le remplacer par des débris de taffetas d'Angleterre ou même par rien du tout, eut le grand mérite de le retirer de son abandon relatif. Ce pansement doit être fait avec des variantes suivant les sujets, et si l'ouate doit être abondante sur les yeux excavés, elle doit au contraire, sous peine de pression dangereuse, être peu épaisse chez les sujets à yeux proéminents. Il faut en effet faire un pansement contentif (Meyer) et non compressif. Le pansement véritablement compressif n'a guère d'indication en chirurgie oculaire, excepté peut-être après les opérations sur les yeux glaucomateux. Comme Pellier le disait, il doit être *sec*. Depuis Hippocrate, on sait en effet que tout ce qui dessèche contribue à aseptiser, à tuer les êtres parasites, microbes ou autres. Comme Pellier le disait aussi, ce pansement doit être *rare* et le premier pansement, en l'absence de douleurs, doit rester au moins trois jours en place. Pellier paraît être presque le seul au xviiie siècle à avoir compris l'utilité de cette façon d'agir, qui permet de découvrir presque toujours au troisième jour un œil cicatrisé. Les autres opérateurs changeaient au contraire le pansement tous les jours; Daviel et Wenzel employaient des pansements humides, contre-indiqués s'il n'y a pas d'infection des annexes, car en s'échauffant ils ramollissent les tissus, et aident les microbes des paupières à les enflammer. Enfin ils peuvent faire couler dans l'angle de l'œil des liquides septiques, tandis que le pansement sec est *absorbant*.

Bien qu'on ait trouvé dans tous les temps des opérateurs assez intransigeants pour supprimer tout pansement post-opératoire, et bien que la paupière supérieure soit déjà un pansement naturel des plaies cornéennes, il faut assurer son immobilité absolue et rien ne la réalise mieux que le pansement ouaté, absorbant, sec et binoculaire. Les pansements au collodion, aux pâtes adhésives, ouvrent la porte à l'imprévu et surtout à l'enclavement irien, causent des sensations très pénibles sur la peau du visage du malade, qui plus d'une fois tente de les modifier par des grattages, grands facteurs d'enclavements.

Certains opérateurs ajoutent au-devant du pansement une sorte de bouclier protecteur. D'après Carron du Villards, Demours appliquait ainsi une cuvette en plâtre ou en cire et Forlenze une petite lamelle de plomb très flexible. Fuchs, Gifford appliquent soit une sorte de muselière grillagée, soit une cuvette en carton ou en métal. Ces appareils nous semblent compliquer la situation, peuvent se déplacer et devenir alors des plus dangereux en attirant les tentatives d'arrangement par le malade. Est-il même bien certain qu'ils protègent l'œil contre les coups de poing et les chocs des mains du malade ou de son entourage ?

La bande sera de gaze, de 3 doigts de large et de 5 mètres de long, non amidonnée et absolument *souple* à très larges mailles comme du lint : de la sorte, le lobule et le cartilage si sensible des oreilles la supportent bien : on passera du reste généralement à côté d'eux. Les bandes de flanelle sont lourdes, échauffantes. La tarlatane amidonnée fait un pansement inamovible, mais racle et coupe souvent la peau du cou et des oreilles. La bande dite de crêpe Velpeau se desserre quelquefois.

Le pansement sera appliqué sur la tête nue et le

bonnet, si le malade tient absolument à en avoir un, placé par-dessus. On se méfiera beaucoup du bonnet de coton, certains malades rencontrant facilement leur œil en allant le saisir pour l'abattre sur leur front. Un bonnet de femme ou une simple calotte de toile épinglée sur la bande sont ce qu'il y a de meilleur, si le malade exige d'avoir la tête couverte.

Les épingles de laiton bien pointues ne se rouillent pas et sont préférables aux épingles d'acier, qui adhèrent ensuite fortement au pansement et déterminent pour leur ablation des ébranlements dangereux. La forme et le volume des épingles dites de nourrice doivent les faire rejeter ; les épingles ordinaires de laiton avec petite tête sont les meilleures ; sept à huit épingles suffisent ; une sur le front entre les deux yeux est la clef de voûte du pansement.

L'idéal reste, comme pour toute plaie chirurgicale, la réunion par première intention sous un seul pansement. En laissant le premier pansement trois jours, on l'obtient presque toujours ; les autres pansements peuvent être quotidiens, ce qui calme de plus les impatiences croissantes du malade.

Le pansement sera monoculaire pour toute opération n'ayant pas intéressé le corps vitré, excepté la cataracte primitive et secondaire. Cependant, il y a généralement le plus grand intérêt à bander les deux yeux après l'opération du strabisme, même si on n'a opéré qu'un œil.

Dès que cela est possible et pour beaucoup de petites opérations, un excellent et suffisant pansement se compose, comme M. Chibret l'a indiqué et comme nous l'avons toujours fait, d'une paire de fort larges conserves fumées de forme coquille, en interposant au-dessous une rondelle d'ouate doublée de gaze. Ce pansement, facilement amovible, est le plus léger de tous et permet au malade de prendre les soins de propreté dont il est souvent si désireux. Dans d'autres cas, un carré de taffetas noir doublé et bordé (la « compresse voltigeante » de taffetas, de Guy de Chauliac, de Pellier, que l'on attachait au bonnet) et muni d'un ruban *non élastique*, sera le dernier pansement protecteur.

Une fois le pansement mis en place, on fera asseoir le malade, sans effort de sa part, et on le fera descendre prudemment du lit d'opération. Il pourra ainsi marcher jusqu'au lit où il doit rester couché, et où il montera, après qu'on l'y aura fait asseoir à reculons, en évitant qu'il fasse aucun effort, comme du reste pour tous ses besoins ultérieurs. Pour gagner une salle assez éloignée, un lit démontable, une civière ou un lit-chariot roulant sont recommandables. Il restera dans son lit trois jours pleins, à moins qu'il ne s'agisse d'un cachectique, d'un prostatique ou de sujets incons-

6.

cients et prédisposés au délire post-opératoire, qu'il vaut mieux laisser avec un pansement monoculaire (iridectomisés) et dans un large fauteuil. Quelquefois on pourra, s'il s'y prête, opérer avec le plus grand avantage le malade dans le lit où il doit reposer. Il ne reste plus qu'à recommander le régime convenable, à favoriser le sommeil, et à exiger la tranquillité du malade et surtout de son entourage.

Le sommeil et l'absence de rêves dangereux seront facilités par des cachets de sulfonal, le chloral ou le bromidia, ces deux dernières préparations étant plus sûres. On fera prendre de suite après une forte tasse de tilleul chaud. Une boule d'eau chaude sera préalablement placée aux pieds. Le malade se couchera sur le dos ou le côté sain ; on lui recommandera de ne pas porter la main à son pansement. On préservera le malade de l'excès de zèle de la famille, se traduisant par des conversations et une série d'autres attentions intempestives. Que d'enclavements iriens, que de réouvertures de la plaie ont été causés par des baisers inopportuns, reçus par le malade. Tout cela est à réserver pour la semaine suivante ou à réduire à sa plus simple expression.

RÉGIME DES OPÉRÉS.

Le régime des cataractés est bien défini en quelques phrases dans Celse, Guy de Chauliac et Scultet, et quoique l'opération de cataracte ne soit plus l'abaissement, il n'y a rien à y changer. Le régime qui convient, « c'est repos, silence et obscurité : qu'il gise au lict la tête haute, mange peu et ce qu'il mangera soit mol, afin qu'il n'ait besoin d'estre mâché » (Guy de Chauliac).

On se bornera à réduire la ration d'alcool chez les alcooliques et on supprimera le tabac à fumer et surtout à priser (éternuements, chocs, etc.).

Le malade pourra être veillé les trois premières nuits et on satisfera à tous ses besoins.

La douleur physiologique de la coupure n'excède généralement pas la journée qui suit l'opération. Quand elle dépasse le milieu de la nuit, il faut y prendre garde et vérifier le lendemain l'état de l'œil. Sinon, et bien qu'il y ait quelquefois des infections et des enclavements sans aucune douleur, il vaut mieux ne rien toucher jusqu'au troisième jour. Le troisième jour, on panse.

La levée du premier pansement exige, vu la possibilité d'accidents, une précaution particulière. On n'a pas grand'chose à redouter de la lumière d'une bougie ou d'une lampe en évitant de les tenir en face du visage. Après avoir recommandé au malade de laisser ses yeux doucement fermés, on enlève la bande. On vérifie l'état des sécrétions, on lave, sans appuyer, le bord des paupières avec une solution antiseptique (biiodure) *tiède* : les cils se décollent et, au lieu d'ouvrir soi-même les paupières, ce qui peut rouvrir la chambre antérieure, on prie le malade de les ouvrir seul et lentement. L'œil apparaît, on l'inspecte à l'éclairage oblique, avec la loupe, et on y applique, s'il y a lieu, des collyres stérilisés. Le malade peut se lever et n'avoir qu'un pansement monoculaire dès que la chambre antérieure est refaite. Dans le cas contraire, on agira suivant les circonstances ambiantes et l'état général. On pourra cesser le pansement quatre ou cinq jours après la fermeture de la chambre antérieure. Autrefois on laissait le malade dans une obscurité sépulcrale. Actuellement, à condition que la lumière, même affaiblie, ne lui vienne pas en face, on laissera régner dans la chambre une demi-obscurité et on renouvellera l'air assez fréquemment par la pièce voisine. Un léger laxatif sera utile, vers le quatrième ou cinquième jour.

Sans entrer dans de grands détails, ce qui serait empiéter sur la conduite à tenir en présence des accidents possibles après l'extraction de la cataracte et les autres opérations sur l'œil et ses annexes, et sur les applications de l'antisepsie à la grande majorité des infections oculaires, nous exposerons plus loin ce qui concerne l'antisepsie d'urgence en présence de complications post-opératoires.

Les objets de pansement seront soigneusement

replacés dans leurs boîtes métalliques, de façon à pouvoir servir pour les pansements ultérieurs. Des assiettes creuses se recouvrant, des boîtes métalliques (boîtes à gâteaux), passées à l'eau bouillante pendant quelques minutes, peuvent être utilisées occasionnellement.

Le collodion thymolé ou salolé rendra souvent des services, soit pour fixer une rondelle d'ouate ou un léger pansement après une intervention insignifiante, soit pour recouvrir quelquefois les lignes de suture, après avoir enlevé les fils.

L'introduction, dans le cul-de-sac conjonctival, d'une poudre antiseptique (corps étranger) après l'extraction de la cataracte, est, de même que toute irrigation post-opératoire, inutile ou dangereuse. Ce n'est que dans les cas absolument infectés (énucléation pour panophtalmie, exulcérations, infections orbitaires, etc.) qu'une *irrigation* antiseptique sera faite APRÈS l'opération. On n'introduira de même qu'un collyre ou une pommade d'asepsie certaine et on s'en abstiendra dans le cas contraire.

COLLYRES.

L'introduction dans l'œil de collyres et de pommades septiques peut causer des accidents infectieux et doit entrer en ligne de compte dans les causes d'accidents post-opératoires. La manière d'introduire un collyre dans l'œil suffit du reste à contaminer le collyre le plus aseptique.

La plupart du temps, on introduit le collyre (surtout les parents auxquels ce soin est confié et qui ne savent, ne peuvent ou ne veulent pas entr'ouvrir les paupières de l'enfant, qui oppose une vive résistance) en versant quelques gouttes le long du grand angle de l'œil, sur la peau de la commissure. Il s'ensuit que le collyre commence par laver cette région et se charge de toutes les impuretés cutanées qui y sont accumulées, puis, rencontrant les mucosités ciliaires et conjoncti-vales qui sont venues échouer en cet endroit, il les entraîne et les ramène sur la conjonctive. De plus, le compte-gouttes qui sert généralement à cet usage touche la peau du sujet, et, remis dans le flacon, contamine définitivement le collyre. Dans quelques cas enfin, le compte-gouttes, servant pour des liquides variés et de différente action, vient apporter des propriétés nouvelles en même temps que des microbes nouveaux, et on voit le ré-sultat des collyres successivement aspirés avec un compte-gouttes qui a servi pour l'atropine. L'état actuel est donc défectueux en ce qui con-cerne les collyres liquides à cause du compte-gouttes où le liquide vient souvent en contact avec le caoutchouc, qui voyage de collyre en collyre et qui est bon à tout faire et à tout contaminer. Ce dernier défaut est atténué dans les nombreux modèles de flacons dont le goulot porte un compte-gouttes qui sert de bouchon : mais la possibilité de contaminer le collyre avec un compte-gouttes qui a touché la peau subsiste, et les cultures que nous avons faites à ce sujet ne nous ont laissé aucun doute sur la réalité de l'infection de ces collyres.

Il en serait de même avec un agitateur en verre, ou avec les flacons bouchés à l'émeri et dont le bouchon de verre porte soit un pinceau, soit un petit agitateur à extrémité affilée et stilligoutte, soit une petite baguette mousse (voir les flacons à collodion, et ceux usités pour instiller le xylol, le baume de Canada, et diverses essences usitées en histologie et en bactériologie : ces flacons sont dessinés dans tous les récents catalogues de verrerie pour la *chimie*, l'*histologie* et la *bactériologie*). Si on les utilise, on fera, en tout cas, la plus extrême attention de ne pas toucher la peau ou le bord des cils avec la baguette que porte le bouchon, afin d'éviter de contaminer définitivement le collyre en la remettant à l'état septique dans le flacon. Il est, de plus, difficile d'enlever le bouchon sans que quelque poussière, accumulée sur les bords, ne tombe dans le flacon.

Il s'agit donc de réaliser trois desiderata : 1° ne pas contaminer dans son application le collyre purifié préalablement ; 2° ne pas contaminer le collyre restant dans le flacon ; 3° ne pas y apporter d'éléments chimiques étrangers. Le compte-gouttes actuel réalise toutes les chances de contamination microbienne et chimique. De plus, il est difficile à aseptiser, et, si on le laisse tremper dans une solution antiseptique, les quelques gouttes qu'il garde (à moins de l'essuyer, et par suite de le salir) viennent étendre le collyre et lui apporter des éléments étrangers à sa composition normale.

La meilleure condition pour ne modifier en rien la composition du collyre contenu dans le flacon et ne pas le contaminer, est de n'y introduire *aucun instrument*. La deuxième est de tenir la paupière inférieure largement attirée en avant pendant au moins une minute ; tandis que le malade regarde au plafond, on fait tomber de haut dans la poche ainsi formée le nombre de gouttes nécessaires.

On appliquait autrefois les collyres en bain d'œillère (1), avec une cuiller à café et quelquefois avec un petit pinceau (gossypium) ou un tuyau de plume, nous dit Pellier. Ces différents modes d'application comportaient une contamination de même genre que celle que donne actuellement le compte-gouttes.

Divers auteurs ont déjà recommandé les flacons stilligouttes d'innombrables formes usités en parfumerie et dans les manipulations de chimie depuis

(1) Voy. l'œillère de Fabrice d'Acquapendente qui était même munie de fils pour s'attacher au-devant de l'œil.

si longtemps, et aussi dans certains pays étrangers, témoin le compte-gouttes japonais en bronze
que nous possédons et dont voici le dessin (fig. 8).
M. Morax a recommandé justement pour les usages
ophtalmologiques les compte-gouttes et pipettes
Chamberland (fig. 9) usités en bactériologie ; tout

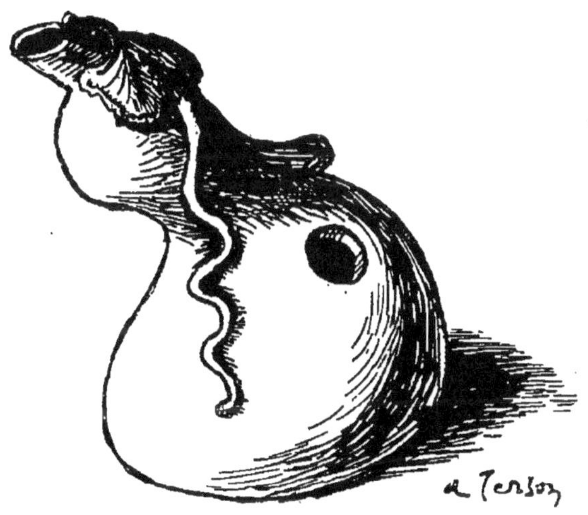

Fig. 8. — Flacon compte-gouttes japonais.

en verre *soufflé*, ils ont l'immense avantage de
pouvoir être stérilisés avec le collyre par la vapeur
d'eau à haute pression. Leur petit inconvénient est
qu'après deux ou trois gouttes, ils cessent de couler, et si on lève par mégarde le doigt, une quantité
disproportionnée de collyre peut tomber tout à coup
dans l'œil du malade. Le flacon compte-gouttes
(fig. 10) que nous recommandons utilise en plus

A. TERSON. — Technique ophtal.   7

l'action du compte-gouttes ordinaire. Rempli de collyre et muni ou non de son bouchon élastique, on le passe à l'autoclave (1) et il se stérilise *une fois*

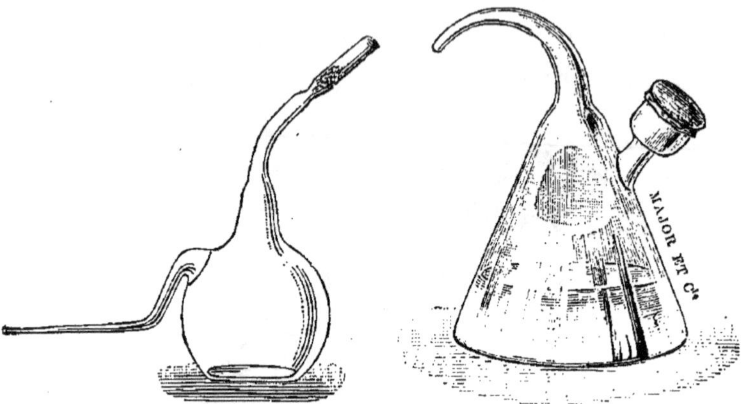

Fig. 9. — Ballon-Pipette Chamberland.

Fig. 10. — Flacon compte-gouttes de A. Terson (2).

pour toutes. Ceci nous semble préférable en général à l'introduction dans les collyres, pour maintenir leur propreté, de divers antiseptiques (formol,

(1) On prendra toutes les précautions habituelles, en laissant l'autoclave, son rôle terminé, reprendre la température ambiante. Sinon une ébullition subite du collyre ferait éclater les flacons.

(2) On peut remplacer le petit tambour en caoutchouc, qui peu à peu se distend ou devient fragile, par une solide boule ou petite poire de caoutchouc plus épaisse. On peut aussi mettre dans la capsule de verre une boulette de coton stérilisé sec pour empêcher toute projection de particules de caoutchouc, mais cette précaution est généralement inutile, et l'asepsie du flacon muni de son propulseur de caoutchouc et contenant le collyre est la seule précaution à prendre. Sans le caoutchouc et avec l'ouate, il se manœuvre comme le compte-gouttes de Morax.

sublimé, acide borique), qui leur donnent des qualités irritantes et qui à la longue peuvent céder à l'action réitérée de l'introduction d'un compte-gouttes sans cesse contaminé ; de plus, les flacons compte-gouttes peuvent contenir toutes les sortes de liquides, en particulier les glycérolés (celui de cuivre si employé, et bien d'autres). Cependant, l'huile rancissant si elle est exposée à l'air et à la lumière, on serait obligé de boucher, si on tient à l'employer, l'extrémité des flacons compte-gouttes ouverts. On chauffera aussi de temps en temps le bec du flacon pour le purifier.

Les flacons compte-gouttes sont évidemment un bon moyen de conserver et d'appliquer les collyres, chez soi ou à l'hôpital, mais ils sont peu transportables, et il s'y produit un peu d'évaporation.

MM. Vignes et Darier, en recommandant des ampoules aseptisées contenant les divers collyres, ont réalisé un mode utile pour les collyres à transporter. On prend le collyre avec l'aiguille d'une seringue hypodermique, ou bien on coiffe l'ampoule avec un caoutchouc pour le verser dans l'œil. Ces petites manœuvres, la possibilité de perdre le collyre, empêcheront cependant cette méthode de se généraliser, sauf pour des cas exceptionnels. Le flacon compte-gouttes aseptisé reste le meilleur des instruments, au lieu du collyre et du compte-gouttes que livrent ordinairement les pharmaciens. Le flacon stilligoutte des parfumeurs et des chimistes serait déjà un progrès à vulgariser pour la vente des collyres, comme il l'a été pour l'administration du chloroforme.

Dans beaucoup de cas, en effet, le collyre est préparé sans le secours d'aucune asepsie. Le malade conserve ensuite compte-gouttes et collyre dans des conditions déplorables. Sans qu'on puisse exiger absolument des collyres stérilisés dans le flacon qui les contient, si on livrait au contraire tout collyre dans un stilligoutte, le collyre resterait plus pur et le malade, au lieu de perdre constamment la plus grande partie du collyre, soit en en laissant dans le compte-gouttes, soit en en versant trop dans l'œil, conserverait jusqu'au bout un collyre plus propre. Il y aurait là une réforme pharmaceutique qui aurait une réelle utilité pratique. De plus, ces flacons à collyres supprimeraient souvent l'emploi du pinceau, bien incommode, difficile à aseptiser, qui, graissé, traîné dans les poussières, laisse des poils dans l'œil et qu'il vaut généralement mieux remplacer, quand un frottage ou une cautérisation sont nécessaires, par une petite boulette de coton aseptique montée sur une pince ou une sonde (fig. 11), coton que l'on jette chaque fois, grand avantage sur le pinceau qui sert jusqu'à consommation totale et passe d'œil en œil. On peut aussi préparer de petits cotons roulés sur une allumette en bois, stérilisés en grand nombre et conservés dans un flacon bouché.

L'ébullition aurait le principal désavantage d'augmenter indéfiniment le titre du collyre.

Quant aux *pommades*, dont la grande majorité est contenue dans des pots et des boîtes septiques, elles sont ordinairement surchargées de microbes. Un moyen plus propre de les conserver serait de les placer dans des tubes semblables à ceux des couleurs à l'huile, comme on l'a recommandé, il y a plusieurs années déjà ; puis on prend la pommade qui, sous la pression du doigt, sort au goulot du tube, avec une spatule préalablement passée à la flamme d'une lampe à alcool. La stérilisation des pommades, qu'elle se fasse en pots, en tubes ou autrement, est du reste assez difficile : on les évitera en général après les opérations, pour s'en tenir, s'il y a lieu, à des insufflations de poudres antiseptiques sur les incisions cutanées, ou on se servira du collyre stérilisé. Dans les cas de conjonctivite et d'infections palpébrales et oculaires, si l'on se sert de pommades fortement antiseptiques, l'expérience démontre que leur état antiseptique suffit à permettre de les employer et de les conserver sans crainte. Mais il y aura toujours la plus grande utilité à ne les placer que dans un pot (petits creusets à couvercle métallique ou de porcelaine) stérilisé par la chaleur ou flambé et à ne jamais les prendre avec un pinceau,

mais bien avec une spatule métallique passée à la
flamme. Chez le malade, un cure-oreille en ivoire
rigoureusement passé à l'eau bouillante avant de
s'en servir est le moyen le meilleur à vulgariser
pour appliquer les pommades, et bien supérieur
au pinceau ou à l'agitateur en verre qui casse facilement.

Une sonde munie d'une petite curette (fig. 11)
(dessinée dans Scultet) ou d'une spatule, est un
parfait instrument encore aujourd'hui : une extré-

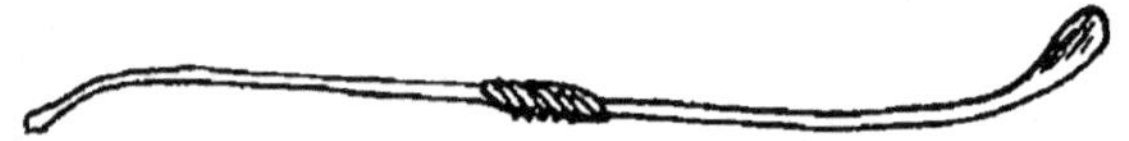

Fig. 11. — Sonde munie d'une spatule.

mité peut servir de porte-coton (cautérisations) et
l'autre, en spatule, est excellente pour appliquer
les pommades. Une simple sonde lacrymale suffit
quelquefois, et est, comme l'instrument précédent,
aseptisable par la flamme d'une lampe à alcool ou
la chaleur du bec de gaz. Ces instruments sont
absolument antiques et l'ancien style à écrire les
réalisait déjà.

La question de la stérilisation des collyres par la
chaleur est extrêmement complexe. Certains auteurs affirment que les collyres usuels, stérilisés à
115° à l'autoclave, ne perdent aucune de leurs propriétés. Les chimistes eux-mêmes ne sont pas sans
quelques contradictions entre eux, mais ils affir-

ment que la cocaïne, que l'atropine, que l'ésérine
se décomposent, déjà même quelquefois par l'ébullition, en des substances voisines. Il est facile de vérifier que, surtout pour la cocaïne, l'action du
collyre stérilisé sous pression, à condition de se
garder de dépasser 115°, est encore anesthésique.
Néanmoins il est nécessaire de faire un certain
nombre de recherches *chimiques* pour affirmer dans
quelle mesure le collyre stérilisé est décomposé.
Quoi qu'il en soit, la cocaïne semble plus stable que
l'atropine et surtout que l'ésérine. Mais on doit étudier aussi si *les bases* ou *certains de leurs sels*
résistent mieux. Cette question est en somme fort
importante, mais doit être envisagée à deux points
de vue fort distincts : en thérapeutique oculaire,
quand l'œil n'est pas ulcéré ou blessé, on peut se
contenter d'un collyre fabriqué fraîchement à l'eau
bouillie et conservé dans un flacon stilligoutte banal,
lavé à l'alcool ou à l'éther ; de même les instillations peuvent être faites sans grand péril,
comme l'expérience de tous les jours le prouve,
avec un compte-gouttes ordinaire et un collyre souvent renouvelé, en évitant le plus possible les causes
de contamination signalées plus haut. Mais, s'il y a
une ulcération, un traumatisme, une plaie opératoire,
nul doute qu'on ne doive, si un collyre est nécessaire (éviter l'*abus* des collyres, comme de Wecker
l'a si justement recommandé), en instiller un, soit

aseptique, soit antiseptique. Quant aux instillations faites avant l'ouverture de l'œil par le couteau, il est facile de les balayer avec l'irrigation antiseptique, quand elles ont fait leur effet.

Dans le *cabinet de consultation*, où on est obligé à des pansements réguliers et à de petites interventions d'urgence, une provision de tampons et de pansements stérilisés à l'avance et conservés dans les boîtes métalliques ou les tubes de verre où ils ont été stérilisés, des flacons compte-gouttes stérilisés de temps à autre, suffisent à avoir toujours sous la main et à l'improviste un matériel toujours sûr et que l'on peut indéfiniment conserver aseptique.

Sans doute ces précautions peuvent paraître superflues : mais, avec un peu d'habitude, elles ne sont pas bien compliquées. Sans doute, on peut obtenir souvent de bons résultats, même en les négligeant ; mais on ne peut que gagner à les employer, et il en est pour elles comme pour l'antisepsie oculaire ; il faut connaître toutes les causes d'erreur, pour en éviter le plus possible, dans la mesure de l'application pratique, dans laquelle les progrès sont encore nombreux à réaliser.

Sutures. — Le fil d'argent et même le crin de Florence sont relativement trop grossiers et trop peu souples pour les sutures palpébrales. Les soies, en particulier des soies *noires*, qui se reconnaissent toujours au milieu des tissus cruentés, sont de beaucoup préférables pour la coaptation parfaite de la peau. On choisira des soies plates, tressées, 0 et 00 : le n° 00 est le numéro qui doit être usuel pour les sutures sans tiraillement trop marqué. Les sutures conjonctivales peuvent souvent être faites, non plus avec l'ancien fil « bien ciré », mais avec du catgut 00. La conjonctive n'offrant pas grande résistance, la coaptation est suffisante si la plaie est très petite, malgré le ramollissement du catgut. De plus, ce catgut se résorbant ou tombant seul, on n'a pas toujours besoin, surtout chez les enfants indociles, d'en lever les fils qui disparaissent peu à peu. Cependant le catgut se résorbe quelquefois trop vite et il ne faut pas complètement rejeter la soie pour les sutures conjonctivales. Pour les sutures cutanées, pour les sutures cornéennes, les soies sont toujours préférables. De même pour l'avancement des muscles de l'œil où des sutures fixatrices solides sont de rigueur. On *retirera* toujours les sutures en tirant d'abord sur l'anse, puis en la coupant d'un côté *au ras* de la peau ou de la conjonctive pour ne pas infecter le trajet en retirant l'anse coupée trop en avant.

Comme antisepsie des fils, on prendra soin, si l'on ne dispose pas de fils aseptisés et conservés dans une solution antiseptique, de faire passer les fils dans l'eau bouillante. La soie bien tressée (soie plate) résiste à quatre ou cinq minutes d'ébul-

7.

lition, mais la soie ordinaire devient cassante, ce qui peut tout à coup faire manquer une manœuvre importante.

Le chloroforme ramollit et rend aussi les fils non tressés assez cassants, mais non les soies plates. On aura en tout cas de la soie plate sur bobines, et il sera toujours possible, pour éviter l'ébullition et le mélange des fils, de se servir de soies noires enroulées sur bobines de verre et conservées dans des solutions de naphtol en flacon cacheté, semblables à l'excellent matériel à sutures de Leclerc pour la chirurgie abdominale. Il en est de même du catgut.

Drains. — Les *drains* sont très généralement inutiles en chirurgie oculaire. Exceptionnellement, ils peuvent rendre service dans diverses opérations sur les annexes infectés de l'œil. M. Panas draine souvent la cavité ténonienne après l'énucléation.

Les drains seront toujours de très petit calibre, percés de 2 trous au plus et conservés dans l'acide phénique à 1 p. 40; sinon, on les fera bouillir.

Boîte à pansements. — Du reste, pour éviter, en cas d'urgence, toute erreur, tout oubli, et, dans un lieu éloigné ou à la campagne, avoir sous la main ce qui est nécessaire, on se trouvera bien d'avoir toujours le tout réuni à l'avance dans une boîte *spéciale*, que l'on prendra en même temps que la boîte d'instruments; cette boîte peut contenir tout ce qui est nécessaire pour l'antisepsie, l'anesthésie et les sutures. En prenant les deux boîtes, si l'on est appelé pour un cas urgent, on sera donc sûr d'avoir tous les instruments nécessaires et de n'être jamais pris au dépourvu, quel que soit le cas.

Cette boîte, dont la construction est facile, contiendra : un bassin métallique en forme de haricot pour recevoir l'irrigation, un vide-bouteille qu'on adaptera aux canules métalliques *qu'on fera bouillir* avec les autres instruments. — Pour l'anesthésie, un flacon de chloroforme cacheté de 60 grammes, la pince à langue, la pince-longuette dite de Lister, mais bien connue avant lui, un cornet ou un petit masque métallique, de petites éponges. — Pour l'anesthésie locale, des ampoules de cocaïne à 1 p. 20 et à 1 p. 100, et des ampoules d'extrait de capsules surrénales (la seringue hypodermique doit se trouver dans une autre boîte), des pots vissés ou des tubes à peinture contenant les pommades usuelles. Des flacons cachetés contenant les soies *noires* 0 et 00 conservées dans du naphtol, des catguts 0 et 00 en flacons cachetés ; enfin, dans des éprouvettes bouchées à l'ouate, stérilisées à l'autoclave et capotées de caoutchouc, ou une boîte métallique, des tampons d'ouate, des plaques d'ouate, deux bandes de gaze, des rondelles de batiste stérilisée. Si l'on n'a pas sous la main de la soie conservée en flacons cachetés, on enfile les aiguilles de soie PLATE TRESSÉE et on les enroule sur des bobines dans un flacon à large ouverture, à bouchon métallique, que l'on remplit la veille au soir de chloroforme. On aura aussi toujours des soies très fines, plates, sur une bobine et prêtes à bouillir. Un flacon de drains, un flacon de collodion, un savon au thymol, une sonde-spatule trouveront place aussi dans la boîte à pansements, ainsi que quelques œillères de faïence ou de métal et un pot de poudre de bicarbonate de soude.

Nous ne saurions assez insister sur l'utilité de cette boîte qui permet au chirurgien d'emporter partout un matériel absolument sûr, car tous ses flacons cachetés ou ses éprouvettes bouchées à l'ouate et capotées comme des tubes à cultures peuvent rester *indéfiniment aseptiques*. — Si l'on y ajoute un flacon de permanganate de chaux ou de biiodure en solution mère (voy. p. 62), dont une cuillerée à bouche (15 à 20 cc.) contienne la proportion pour un litre d'eau, au lieu de pastilles de sublimé, souvent dangereux pour l'œil (1), on aura de quoi réaliser immédiatement une irrigation antiseptique en cas d'urgence, si l'irrigation d'eau bouillie paraissait devoir être insuffisante. — Muni de cet arsenal, qui ne nécessite qu'une boîte de volume relativement restreint, on n'est plus obligé de se

______

(1) Peut-être pourrait-on faire des pastilles de biiodure de mercure ou du papier biioduré, mais tout cela est moins sûr et moins propre que la solution concentrée alcoolique.

confier à l'ouate, aux bobines et aux fils plus ou moins sales qu'on ne rencontrait quelquefois même dans certains endroits et à certaines heures qu'après de longues recherches. Enfin, si l'on y regarde de près, tout ce matériel est de la plus extrême simplicité et sert indéfiniment, avec une sûreté et une régularité mathématiques. C'est une habitude à prendre en commençant à exercer.

IV

IRRIGATIONS DU CUL-DE-SAC CONJONCTIVAL

Historique. — Avant et depuis Chassaignac.— Releveurs perfo-
rés. — Blépharostats laveurs. — Larges canules d'arrosage.
— Technique des irrigations conjonctivales préopératoires.
— Irrigations de la chambre antérieure.

Ce n'est que dans la seconde moitié de ce siècle qu'apparaît nettement l'idée d'appliquer l'irrigation continue et les grandes irrigations à la thérapeutique des infections conjonctivales. Auparavant, en plus des applications de collyres soit par affusions avec une compresse imbibée, avec une cuiller, soit en bain à l'œillère (*baignoire oculaire*), les irrigations se réduisaient à des injections sur les paupières ou rarement entre les paupières avec de petites seringues et une faible quantité de liquide à éclaboussures dangereuses.

C'est après le succès de l'irrigation continue en chirurgie générale, par Josse, A. Béraud, Roberty, Michon, que Chassaignac appliqua l'irrigation large au traitement des suppurations conjonctivales.

Chassaignac irriguait tantôt les paupières retournées, tantôt l'œil ouvert; il approchait beaucoup du cul-de-sac sans l'atteindre constamment. Nous devons cependant citer, à ce sujet, ce passage dû à Foucher (1) : « On peut encore, pour pratiquer les *douches* oculaires, faire fixer contre un mur, à une hauteur de 2 à 3 mètres, un *réservoir* de la capacité de 10 à 20 litres : à la partie inférieure du réservoir sont fixés deux ou trois robinets, desquels partent des *tubes de caoutchouc* plus ou moins larges, et dont l'extrémité se termine par une *canule* à ouverture variable, unique ou multiple. M. Chassaignac a fait faire un appareil de ce genre à l'hôpital des Enfants-Trouvés, et celui que j'ai fait construire moi-même à l'hôpital des Enfants-Malades est disposé d'une façon analogue. Chez les enfants, l'application de la douche est facile au moyen de cet appareil. On place l'enfant sur un matelas recouvert d'une toile cirée, au-dessous du réservoir, en face d'une fenêtre, et tandis qu'un aide tient les paupières écartées, le chirurgien, après avoir ouvert l'un des robinets, dirige le jet sur l'œil autant de temps qu'il est nécessaire. Les applications froides peuvent se faire sous forme d'INJECTION au moyen d'une petite seringue en verre dont on applique l'extrémité ENTRE LES PAUPIÈRES, ou d'un *irrigateur* dont il est facile de modérer le jet, ou encore d'un ENTONNOIR *terminé par un bec assez fin.* »

(1) FOUCHER, Additions à l'édition française du *Traité pratique des maladies des yeux* de Wharton Jones. Paris, 1862, p. 73.

La chose paraît en être restée là, et on a irrigué l'œil avec des irrigateurs de nombreux modèles, mais qu'on n'introduisait guère dans le cul-de-sac ou dont le récipient était de capacité trop faible, jusqu'à Andrews et Osio. Andrews (de New-York), préconisa en particulier (1) un blépharostat laveur (fig. 12). Il a indiscutablement cherché à réaliser

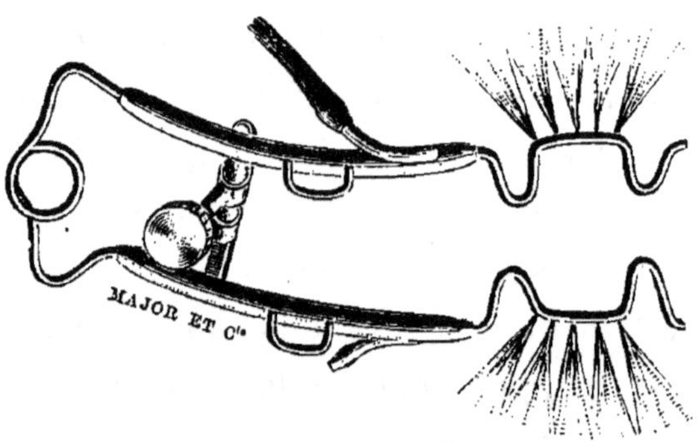

Fig. 12. — Blépharostat laveur d'Andrews.

directement le lavage du cul-de-sac. Vers la même époque, le Dʳ Osio (de Madrid) faisait fabriquer chez Mathieu un releveur creux des paupières, le principal élément d'irrigation dans son traitement de l'ophtalmie du nouveau-né.

Ce distingué confrère a bien voulu nous envoyer, ce dont nous le remercions vivement, son très intéressant travail (2), où il traite, avec plusieurs

(1) ANDREWS, *New-York med. Journ.*, 1885.
(2) OSIO, De la oftalmia purulente del recien nacido. Madrid, 1886, 89 pages.

figures représentant son appareil, la manière de l'appliquer et les excellents résultats qu'il en a obtenus. Cet appareil est en somme un releveur percé sur ses faces et ses bords de nombreux trous (fig. 13).

M. Browne (de Liverpool) déclare s'être également servi, dès cette époque, d'un écarteur à pau-

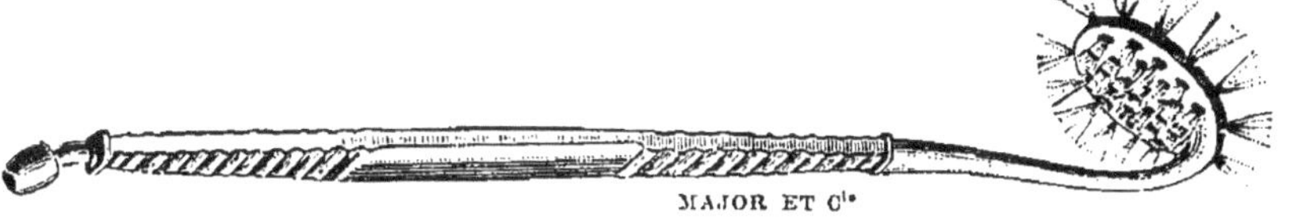

Fig. 13. — Releveur perforé d'Osio à larges trous.

pières percé de trous. De son côté, M. Gayet (1) présentait un blépharostat laveur d'un principe différent, qu'il recommandait pour les irrigations oculaires.

C'est en 1891, après avoir eu connaissance des beaux résultats de Janet dans la blennorragie à l'hôpital Necker où j'étais interne, que je pensai à appliquer ce traitement à l'ophtalmie blennorragique des adultes et des nouveau-nés, sans abandonner le nitrate, pierre angulaire du traitement. Je crois avoir recommandé le premier d'introduire *directement*, dans le cul-de-sac, le perman-

(1) GAYET, *Soc. française d'opht.*, 1888.

ganate, qu'on avait déjà employé en affusions (Stellwag), comme on l'a retrouvé depuis. Je publiai en 1892 (1) les bons résultats que j'avais obtenus en me servant du releveur d'Osio, après en avoir fait un peu agrandir les trous, et aussi d'un blépharostat laveur, nouveau modèle, mais facile à encrasser et que j'abandonnai bientôt. Je recommandais le mode d'emploi suivant :

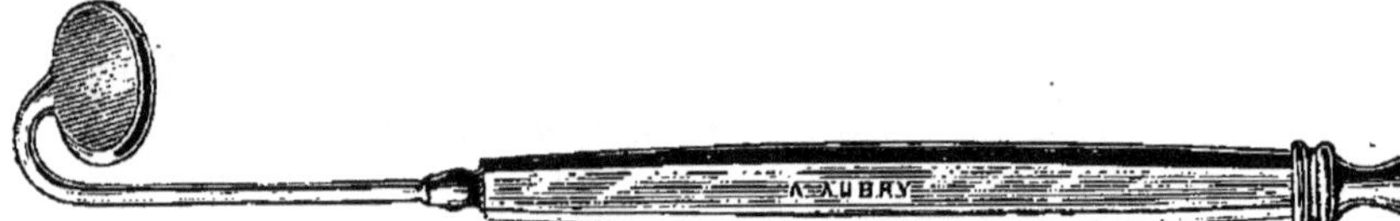

Fig. 14. — Releveur perforé de Brun.

« Il faut faire des irrigations prolongées, des irrigations *balayant les culs-de-sac et la face con-*

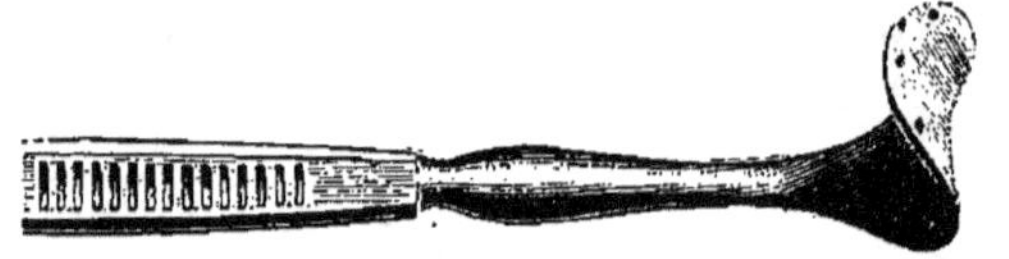

Fig. 15. — Releveur irrigateur de Lagrange.

jonctivale des paupières; il faut ici utiliser les releveurs perforés des paupières, tels que celui qu'emploie le Dr Osio (de Madrid). Ces instruments peuvent du reste être très généralisés pour l'*anti-*

(1) A. TERSON, Les irrigations de permanganate dans le traitement de l'ophtalmie blennorragique (*Arch. d'opht.*, sept. 1892).

sepsie soigneuse et prolongée de la conjonctive *saine* et pathologique. »

En décembre 1892 (1), M. Lagrange (de Bordeaux) se servit d'un releveur (fig. 15) perforé de trois trous seulement *près* du bord convexe du releveur, instrument qu'il préconise vivement pour l'antisepsie thérapeutique et l'antisepsie préopératoire ; il emploie aussi un vide-bouteille.

Mais tous les releveurs perforés ne donnent qu'un jet minime, vu l'étroitesse du tube d'arrivée ; de plus, il est impossible de les écouvillonner. M. Brun (2), peu après, transforma les trous du bord

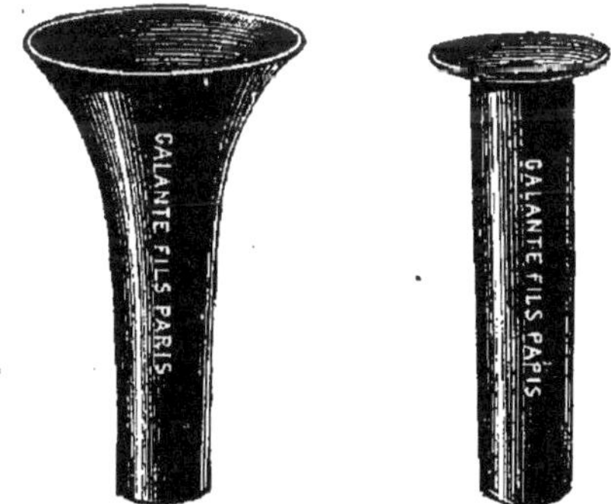

Fig.16.—Raccords en verre. Fig.17.—Entonnoir-laveur de Kalt.

(1) *Bull. de la Policlinique de Bordeaux*, 1893.
(2) Brun, *Presse méd.*, 1893.

convexe en une large rainure d'arrosage (fig. 14) ; malheureusement, le tube d'arrivée reste encore trop étroit et l'appareil ne peut se nettoyer facilement. M. Brun a cependant aussi employé de très larges canules d'arrosage en verre ou en caoutchouc durci. M. Fage emploie un releveur laveur analogue à celui de M. Brun.

M. Kalt adapta un spéculum de Politzer à un tube et créa un entonnoir laveur (fig. 16 et 17) de forme et de dimension variables, en reprenant l'emploi de l'irrigation au permanganate.

L'irrigation directe du cul-de-sac conjonctival est restée, depuis les recherches de ces dernières années, une conquête précieuse, et, soit avant les opérations, soit dans le traitement des conjonctivites sécrétantes, les appareils sous forme de canules mousses et aplaties de diverses variétés, soit sous forme d'entonnoir laveur, réalisent maintenant le lavage du cul-de-sac conjonctival.

Les autres appareils, seringues, irrigateurs à poires, poires en caoutchouc, pour la plupart à bouts pointus, ne s'introduisaient pas sans danger dans les culs-de-sac, ne les déplissaient pas, ou ne pouvaient donner assez de liquide et n'offraient pas de possibilité d'un nettoyage parfait et fréquent. Ce qu'il faut et ce qui a constitué l'originalité des tentatives d'Osio, d'Andrews et de leurs successeurs, c'est introduire dans le cul-de-sac une canule qui le déplisse, sans le blesser, et puisse irriguer largement. C'est une sorte de canule vaginale qu'il s'agit d'y appliquer. Mais le recoin conjonctival exige que cette canule soit aplatie. Quoi qu'il en soit, le principe est identique et toute la découverte a été d'aller introduire cette canule dans le cul-de-sac, au lieu de se borner à arroser la cornée et la conjonctive par un jet à distance de l'œil.

La technique de l'irrigation doit différer, d'abord s'il s'agit d'une irrigation thérapeutique (dont la conjonctivite purulente constitue l'indication la plus formelle), ou d'une irrigation *préopératoire*, puis s'il s'agit d'un adulte ou d'un enfant.

Dans le premier cas, le liquide à employer et la quantité ne sont plus les mêmes; dans le second, l'instrumentation ne doit pas rester identique. L'irrigation *préopératoire* se composera généralement de la solution de biiodure de mercure. Nous avons dit plus haut les raisons qui nous paraissent devoir actuellement faire préférer le liquide préconisé par M. Panas, mais que divers liquides antiseptiques peuvent donner des résultats généraux à peu près équivalents. La quantité à employer pour l'irrigation préopératoire doit être délimitée. Il n'y a pas de bonne raison pour distribuer à divers sujets identiques des irrigations de quantité inégale. Il est permis d'employer par exemple un entonnoir gradué, analogue au tube de Faucher pour le lavage stomacal, et qui contiendra une certaine quantité de liquide qu'on utilisera toujours jusqu'au bout. On peut faire aussi cet entonnoir métallique et par suite aisément transportable ; on pourrait encore se baser sur une graduation inscrite sur le récipient ou le bock. Une dernière manière serait de recevoir le liquide dans un bassin qui ne contient que la quantité nécessaire, ou portant une ligne de démarcation.

Avec l'entonnoir de Kalt, le récipient doit être tenu à 25 centimètres de hauteur. On réglera la hauteur variable avec les autres canules.

Une irrigation de 200 grammes environ de liquide est, en pratique, suffisante comme manœuvre préopératoire. M. Panas recommande de nettoyer à fond avec un petit tampon l'angle interne où s'accumulent souvent des filaments fort adhérents.

Le liquide de l'irrigation est recueilli dans un bassin réniforme ou triangulaire appliqué contre la joue.

Les irrigations devront toujours être *tièdes*, quelquefois *chaudes*. Outre que la chaleur paraît augmenter le pouvoir antiseptique, nul doute qu'une solution à la température du corps ne soit moins pénible, moins irritante, plus *hémostatique*, et ne déterge mieux.

Au point de vue de l'instrumentation, que choisir parmi ces appareils laveurs si multipliés? Là aussi nous pouvons, loin d'être absolus, trouver plusieurs laveurs presque équivalents ; bien plus, suivant les cas, tel ou tel sera préférable. Mais, *seuls*, les appareils *simples*, donnant une *large* irrigation, facilement aseptisables et sans possibilité d'encrassement, doivent être conservés.

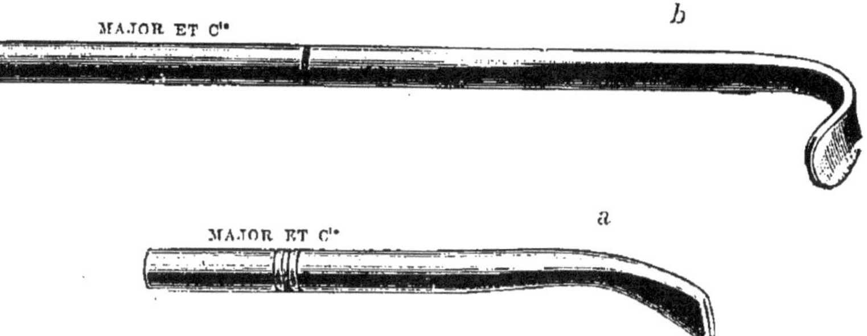

Fig. 18 et 19. — Canules de A. Terson. — *a*, canule droite ; *b*, canule courbe.

Chez l'*adulte*, les lavages des culs-de-sac se font très commodément, soit avec des canules en verres aplaties (modèle Morax), soit avec des canules métalliques du modèle que nous employons (fig. 18 et 19). L'ouverture est fort large et une grande quantité de liquide passe à la fois ; l'instrument est métallique et *aseptisable par la chaleur* ; on peut le flamber rapidement ; enfin le tube est tellement large et court que tout encrassement est impossible et qu'on peut l'écouvillonner. Cette canule s'adapte sur un tube de caoutchouc communiquant avec un vide-bouteille (fig. 20) ou avec le tube du bock, tube que l'on maintient fermé, soit par la pression du doigt,

soit avec une sorte de pince à pression continue (fig. 21), ou une serre-fine à palettes hémostatiques. Cette canule est fort commode pour être

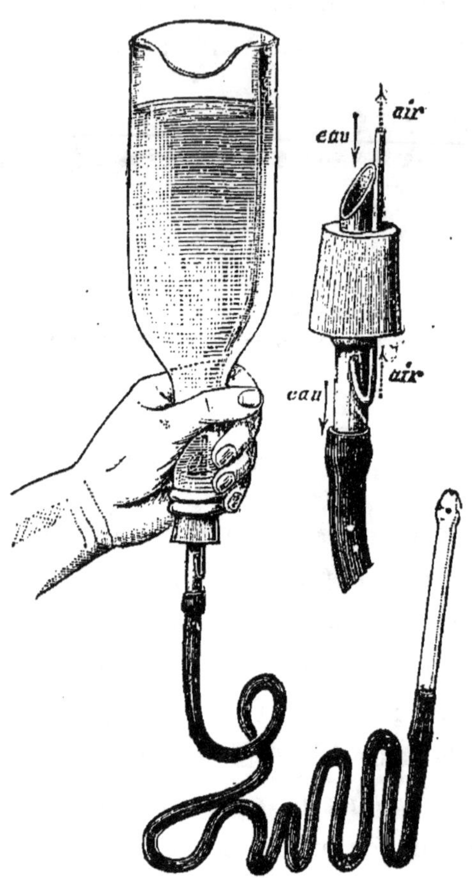

Fig. 20. — Vide-bouteille de Budin.

introduite dans les culs-de-sac, avant que l'écarteur
soit posé. Si on l'introduit quand l'écarteur est déjà
en place, les culs-de-sac sont moins faciles à dé-

plisser et la conjonctive que recouvrent les palettes
de l'écarteur n'est pas lavée : or elle se trouve au
niveau de la cornée à inciser. Pour les lavages dans
les ophtalmies purulentes, nous recommandons un

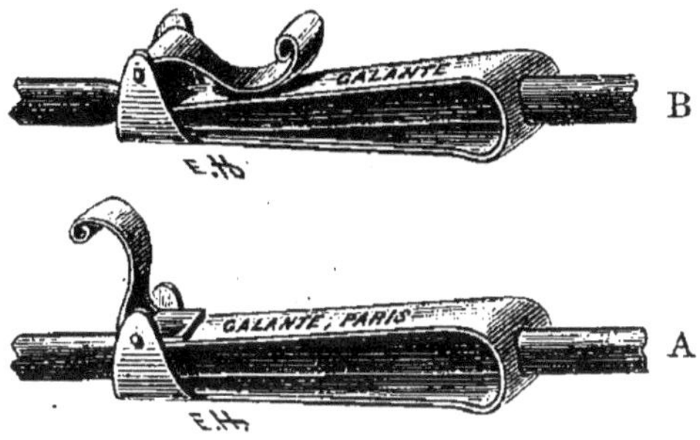

Fig. 21. — Pince de Galante. — A, ouverte; B, fermée.

releveur courbe à très large rainure d'arrosage,
rappelant celui de M. Brun dessiné page 126, mais,
à l'encontre de ce dernier, possédant un tube et une
lumière TRÈS LARGES de manière à obtenir un jet abon-

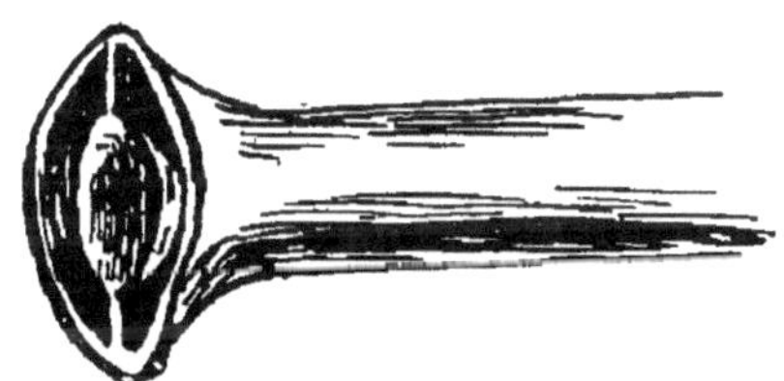

Fig. 22. — Schéma d'un tube de Kalt modifié par A. Terson.

dant et à permettre un écouvillonnage supprimant
toute possibilité d'encrassement. Avec ce releveur
à très large ouverture, on relève la paupière supérieure, ou on abaisse l'inférieure et l'irrigation ne se
produit pas, comme avec l'entonnoir de Kalt, juste
au-devant d'une cornée quelquefois profondément

ulcérée ou même perforée, et porte dans le cul-de-sac, origine de l'infection permanente.

Chez l'*enfant*, les contractions violentes et inévitables des paupières, en appuyant fortement sur les canules droites, pourraient exercer une pression dangereuse sur ces canules introduites entre le cul-de-sac et l'œil ; on emploiera la canule courbe. L'entonnoir de Kalt, que l'enfant serre entre ses paupières, peut sembler indiqué : mais il conserve un mode d'action qui peut devenir nocif. L'irrigation tombe sur la cornée, point faible et souvent entamé. — Nous croyons qu'on pourrait conserver l'idée originale et la simplicité de l'appareil chez le nouveau-né en faisant au tube de Kalt la modification suivante. Il suffirait d'interposer *au centre* de l'ouverture du tube une plaquette concave qui déviera le jet latéralement et évitera son irruption juste sur la cornée (1) (fig. 22). Quant à la matière des instruments, elle variera, suivant le liquide, mais on est toujours plus sûr de la solidité d'un instrument métallique, transportable sans accident, que d'un instrument en verre ou en ébonite, qui peut, au moment d'être employé, être mis hors d'usage au moindre choc ou présenter des aspérités dangereuses.

Avec ces instruments raisonnés, d'un *nettoyage parfait* et d'une asepsie souvent *réalisable par la*

______

(1) M. Dariex nous a dit depuis avoir eu déjà l'idée d'une modification de ce genre.

chaleur, on peut exécuter dans les conditions convenables toute irrigation des culs-de-sac et faire bénéficier la thérapeutique oculaire des heureux résultats qu'a donnés l'irrigation directe des cavités dans la thérapeutique gynécologique et dans celle des voies urinaires.

On nous permettra d'ajouter qu'avec un instrument introduit *sous* la paupière, on évite les éclaboussures si constantes et si dangereuses avec les autres instruments. Ce qu'il faut, c'est déplisser, avec un instrument mousse irrigateur, les nombreux sillons du cul-de-sac conjonctival. Loin de faire de l'irrigation une panacée universelle, et au lieu de se confier à la routine, en niant son utilité, il est infiniment préférable de la combiner aux autres moyens thérapeutiques, et si elle est très utile pour lutter contre les suppurations profuses du cul-de-sac, elle reste encore indiquée avant les opérations, si l'on veut atteindre la partie la plus reculée du sac conjonctival.

Irrigations intra-oculaires. — Les irrigations intra-oculaires ont eu, à différentes époques, une vogue éphémère. Déjà recommandées par Saint-Yves pour chasser le pus de l'hypopion, elles se faisaient à cette époque avec une petite seringue et de l'eau tiède.

C'était plutôt un lavage mécanique qu'une tentative antiseptique. Plus tard, avec Guérin et

d'autres, on les employa à chasser les masses corticales éparses dans le champ. opératoire après
l'expulsion du noyau. Wenzel les considère comme
inutiles ou dangereuses. Sommer et Casaamata se
seraient servis des liquides *alcoolisés*. Forlenze, qui,
d'après Magnus et Rœthlisberger (1), aurait employé
le premier un instrument spécial (seringue graduée
avec canule spatuliforme), utilisait l'injection d'eau
tiède, pour les hémorragies de la chambre antérieure et aussi pour chasser les bulles d'air.

Plus près de nous, Inouye (1879), Mac Keown
(1884), reprirent ces lavages ; le premier chassait les
masses corticales avec une curette percée de trous
en pomme d'arrosoir et communiquant avec un
petit flacon injecteur. Wicherkievicz, Vacher, avec
des instruments spéciaux (ondine) ; Panas avec une
seringue à canule aplatie ; de Wecker, Terson père
avec des injecteurs à tambour et des compte-gouttes
à spatule métallique ; Chibret avec sa seringue à
pompe aspirante et foulante, ont repris ces injections, dans un but expulsif (Chibret), antiseptique
(Panas) ou myotique (de Wecker, injection d'ésérine). Un grand nombre d'autres auteurs ont insisté sur les avantages, peu appréciables du reste,
et sur les inconvénients réels de cette manœuvre,

---

(1) La thèse de P. Rœthlisberger (Ueber die Auspühlungen in
der Vördererkammer nach Staarextraction, Bâle, 1893) constitue
une monographie complète de la question.

qu'on a été jusqu'à pratiquer sous forme d'irrigation à jet puissant (Gayet). Quelques masses corticales peuvent en effet s'échapper. Mais ces masses
mobiles ne sont guère à redouter, et il n'est pas
prouvé que le lavage puisse détacher des masses
adhérentes à la capsule. Les injections franchement
antiseptiques sont quelquefois irritantes pour l'intérieur de l'œil et peuvent donner des opalescences
cornéennes. Quant aux injections aseptiques, boriquées ou d'eau bouillie, ont-elles plus d'effet que
l'humeur aqueuse qui, stérile, est sécrétée continuellement et s'échappe à travers la plaie cornéenne? Les
dernières statistiques de ceux qui ont autrefois employé les lavages (Panas, Abadie, et d'autres) n'ont pas
comporté, au contraire, plus d'insuccès, depuis que
l'on a abandonné ces lavages dont le rôle chimique
et mécanique pouvait être quelquefois périlleux
(issue du corps vitré, enclavements), l'asepsie in-
certaine et l'antisepsie dangereuse. Il semble donc
inutile de les employer *actuellement*, si les instruments sont sûrs, si l'antisepsie conjonctivale et ciliaire a été effectuée consciencieusement, et si, dans
ces conditions, les liquides conjonctivaux et quelques microbes pénètrent par aspiration dans la
chambre antérieure, mieux vaut laisser à l'humeur
aqueuse le soin de les expulser, sans aller causer par
des manœuvres nouvelles des pertes de substance
épithéliale et des portes d'entrée à l'infection. Dans

8.

l'hypopion même, nous nous bornons, après la paracentèse, à laisser se reproduire pendant quelques minutes l'humeur aqueuse, et nous l'évacuons à plusieurs reprises avec la spatule ou un couteau boutonné, avant de placer le pansement.

V

L'ANTISEPSIE EN CHIRURGIE OCULAIRE D'URGENCE

Antisepsie d'urgence dans les infections péri-oculaires (paupières, voies lacrymales, orbite). — Antisepsie d'urgence dans les grands traumatismes de l'œil et de ses annexes. — Antisepsie et chirurgie conservatrice.

Le plus grand nombre des manœuvres exposées précédemment est applicable intégralement à la chirurgie imprévue, à celle qui naît du hasard des infections et des traumatismes de l'œil et de ses annexes, au lieu d'être réglée souvent plusieurs jours d'avance, comme celle des opérations typiques.

De plus, beaucoup d'affections oculaires, leur majorité même, sont susceptibles d'un traitement antiseptique qui revêt quelquefois un caractère urgent : mais ce serait faire double emploi avec les traités de thérapeutique oculaire, avec tous les traités d'ophtalmologie, que d'exposer ici le traitement de bien des affections oculaires ou péri-oculaires. Ce n'est pas ici le lieu de traiter l'érysipèle, le zona, les blépharites, la majorité des affections lacrymales, les conjonctivites, même purulentes et diphtériques, et tant d'autres lésions de l'œil, qui nécessitent cependant une thérapeutique antiseptique urgente. Nous nous bornerons à dire quelques mots de l'antisepsie qui doit accompagner un certain nombre d'affections oculaires essentiellement chirurgicales, souvent même traumatiques.

Aux *paupières*, l'orgelet, les abcès, ne nécessitent que le traitement chirurgical ordinaire de ces affections. Une irrigation antiseptique (biiodure, permanganate) *chaude* sera utile après la ponction. Le pansement sera toujours HUMIDE, composé de rondelles d'ouate imprégnée de la solution pour irriguer : le pansement réalise alors une antisepsie pénétrante utile et, s'il est privé de taffetas gommé, une évaporation réfrigérante. Un pansement à l'eau bouillie, si l'on est pris au dépourvu, peut suffire et sera transformé en pansement sec, lorsque la suppuration sera tarie.

Le drainage est généralement inutile : deux ou trois brins de gaze bouillie suffisent à maintenir, dans le cas d'un abcès, la plaie ouverte. Les anciens employaient dans tous ces cas des antiseptiques énergiques (liquides alcoolisés ou hydrargyriques, baumes divers) : mais, de même que pour les plaies des paupières, ils repoussaient les *huiles* et Fabrice d'Acquapendente expose dans un court passage, que les « huiles sont ennemies des yeux ». Il est possible

que les huiles choisies, purifiées, aseptisées et pré-
servées du rancissement ne provoquent pas les
inflammations oculaires dont Fabrice et bien
d'autres auteurs ont accusé les huiles en général.

Pour l'œdème *malin*, charbonneux, où, en plus
du traitement chirurgical (cautérisation ignée,
mouchetures), Pellier et les chirurgiens de son
temps appliquaient avec succès le sublimé en compresses, divers pansements antiseptiques humides,
des injections de teinture d'iode autour et dans la
plaque infiltrée, les attouchements à l'acide phénique à 1 p. 20, seront utiles pour aider la cautérisation ignée.

Du côté de l'*appareil lacrymal*, les phlegmons des
glandes, du sac et autour du sac, nécessitent des
soins identiques à ceux des phlegmons ordinaires,
mais seront rapidement suivis de la thérapeutique
lacrymale courante. Le vieux moyen qui consiste
à enfoncer, le deuxième ou troisième jour après
l'ouverture cutanée du phlegmon du sac, le crayon
de nitrate jusqu'à l'unguis, nous a toujours donné,
après un jour de réaction vive, un nettoyage presque
absolu du foyer et a extrêmement hâté lè moment
où l'on peut commencer les cathétérismes par les
points lacrymaux et *conserver* les voies lacrymales.

L'antisepsie nasale sera en même temps de rigueur.

Après l'opération de la stricturotomie et les
opérations analogues, il sera prudent de remettre

au lendemain les injections par les points lacrymaux, pour éviter les infiltrations palpébrales et des accidents encore plus redoutables (phlegmon de l'orbite, méningites mortelles) déjà observés.

Après la cautérisation ignée et les diverses opérations externes sur le sac, on sera ordinairement amené à introduire dans la cavité, sans la bourrer trop fortement, une mèche absorbante pour conduire la sécrétion au dehors. On emploiera la gaze iodoformée ou thymolée, enduite de pommade antiseptique.

L'antisepsie des *lésions cornéennes* est indissoluble de la thérapeutique générale correspondante. Nous avons dit plus haut la conduite à tenir pour l'évacuation de l'hypopion.

Nous nous arrêterons exclusivement sur la conduite antiseptique à tenir en présence des *infections orbitaires* et, d'autre part, devant les *grands traumatismes* de l'œil et de ses annexes.

Dans les *infections orbitaires*, après avoir toujours soigneusement recherché et éliminé par tous les moyens en usage la présence d'un corps étranger, souvent ancien, on traitera chirurgicalement, lorsqu'il y aura lieu, l'infection.

Dans les ostéo-périostites, rien qui diffère du traitement usuel en chirurgie, en particulier dans la chirurgie des sinusites. Les irrigations antiseptiques chaudes (biiodure, permanganates, acide phénique, chlorure de zinc, chloral, injections biiodo-iodurées) en sont les bases, en protégeant par des tampons humides trempés d'eau bouillie l'œil de tout contact direct de ces solutions trop puissantes pour son intégrité.

Le drainage, avec un petit drain de caoutchouc, moins fragile que les drains de verre, sera souvent indiqué.

En même temps, il faudra de toute nécessité antiseptiser l'*origine* du mal (sinus, cavité bucco-pharyngée, fosses nasales, face, lèvres, etc.) : s'il y a une cause *endogène* (fièvres éruptives, etc.), prescrire le traitement interne, en lui ajoutant les éléments les plus efficaces de l'antisepsie générale (injections, frictions mercurielles, lavage du sang), intestinale (purgation, calomel, etc.).

Dans la phlébite orbitaire *primitive*, celle que l'on doit tâcher d'arrêter dans sa marche vers le sinus de la dure-mère, M. Lancial a eu des succès en cautérisant au thermocautère les veines faciales à leur jonction orbitaire. M. Valude a proposé des injections phéniquées en plein tissu orbitaire, comme le faisait Verneuil dans des cas analogues, mais cela pourrait augmenter l'œdème et l'irritation.

Après toute opération orbitaire sur un terrain non infecté (kystes, tumeurs), on pourra faire dans la cavité une irrigation *chaude*, franchement anti-septique et hémostatique, en protégeant l'œil : il en sera ainsi après l'énucléation et après l'exentération de l'œil.

Antisepsie d'urgence dans les grands traumatismes de l'œil et de ses annexes. — Dans les plaies des paupières, après avoir soigneusement recherché et enlevé tous corps étrangers, on antiseptisera à fond la région blessée, surtout lorsqu'il s'agit de faire une suture.

Certaines plaies des *paupières*, infectées par de la terre, des piqûres malpropres, du cambouis, et d'autres matières, peuvent se compliquer encore, à l'heure actuelle, de tétanos, d'érysipèles, de phlébites orbitaires et de phlegmons mortels. Lorsque le malade arrive avec sa plaie croûteuse et desséchée, on pourra la ramollir avec des gâteaux d'ouate trempée dans de l'eau bouillie additionnée de glycérine à 1 p. 10, ou même avec de l'eau savonneuse en protégeant l'œil ; on enlèvera ensuite toutes les croûtes avec une curette mousse ; puis on pourra toucher, en couvrant l'œil d'une plaque de coton bien mouillée d'eau bouillie, la plaie anfractueuse avec de l'eau phéniquée à 1 p. 50, ou on fera une longue irrigation de biiodure chaud. Ensuite, on suturera s'il y a lieu, on appliquera un pansement sec, si la plaie est nette et bien coaptée, humide biioduré dans le cas contraire.

Dans les cas de *brûlures*, après les lavages précédents, on oindra largement de vaseline stérilisée ou de vaseline iodoformée, préférable au liniment oléo-calcaire.

Par ce traitement simple, on arrive pour les plaies suturées à une réunion par première intention, et pour les autres à une excellente cicatrisation sous-crustacée, lorsqu'on fait succéder après deux ou trois jours les pansements secs ou gras aux pansements humides. Nous avons déjà parlé de l'asepsie indispensable du matériel de sutures.

Si la plaie bourgeonne, le badigeonnage avec la solution de nitrate à 1/30 est une utile pratique.

On ne peut jamais laisser des semaines un pansement oculaire en place : les larmes et la compression de l'œil deviennent insupportables au malade; aussi, tout pansement *rare* sera laissé trois jours au plus. On s'abstiendra presque toujours des poudres, qui sont des corps étrangers. Quand les plaies seront très petites, un fragment d'ouate recouvert de collodion antiseptique suffit comme pansement.

Exceptionnellement, sur certaines plaies, des pulvérisations boriquées ou thymolées à 1/1000 seront utiles.

Comme pour ce qui va suivre, le pansement ne diffère en rien du pansement oculaire post-opératoire déjà décrit, et ce n'est qu'exceptionnellement qu'un rond d'ouate et de gaze fixé avec du collodion suffira.

LES GRANDS TRAUMATISMES DE L'ŒIL se divisent

essentiellement en deux classes, au point de vue de la gravité de l'infection consécutive : les *ruptures* de l'œil et les *plaies pénétrantes*. Dans le premier cas, l'œil, poussé par le corps contondant, se rompt, se crève dans la région scléro-cornéenne, à un niveau variable ; il en résulte une section souvent très nette, ce qu'on avait appelé la fracture de l'œil.

Dans les plaies de l'œil (piqûres, érosions, coupures), la plaie avec ou sans corps étranger intra-oculaire occupe le siège et l'étendue les plus variables.

Les *ruptures* de l'œil s'infectent très rarement ; elles guérissent presque toujours sans réaction, et les désordres qu'elles entraînent ne sont pas toujours de nature infectieuse. Cependant, j'ai vu une fois l'ophtalmie sympathique suivre, après un mois et demi, une rupture cornéo-sclérale par éclat de siphon d'eau gazeuse, accident que j'ai déjà très souvent observé ; l'iritis sympathique a guéri par l'énucléation et le traitement mercuriel intensif, en laissant une acuité visuelle intacte, malgré quelques petits dépôts pigmentés sur le cristallin.

J'ai eu le même résultat par ce traitement dans un autre cas d'ophtalmie sympathique déclarée.

L'antisepsie paraît avoir cependant diminué le nombre des cas d'ophtalmie sympathique et a été le meilleur adjuvant de la chirurgie conservatrice des yeux blessés, si généralement en faveur aujourd'hui.

Dans ces ruptures qui tendent peu à s'infecter, si les annexes (sac lacrymal, conjonctive, paupières) sont sains (sinon, il faut les désinfecter de suite), on se bornera, après le traitement chirurgical convenable, à antiseptiser l'œil par des collyres diffusibles (violet de méthyle et bleu d'éthyle à 1/1000, et des pommades antiseptiques (iodoforme à 1/20). Le pansement sera sec et solide. On évitera les grandes irrigations, qui pourraient amener des accidents, et on se bornera à des affusions peu abondantes avec des tampons et du biiodure tiède.

On aura toujours le plus grand soin d'avoir des *collyres* très récents ou aseptisés dans leur récipient, car les collyres et pommades pourraient être une source d'infection, et dans le doute, il vaudra mieux s'abstenir de tout collyre. Il en est de même des mains, des tampons, des spatules et des objets de pansement.

S'il s'agit de brûlures par les acides, l'eau de Vichy a été recommandée; mais on commencera toujours, au lieu de perdre un temps précieux, par l'eau ordinaire, qu'on a toujours sous la main. Les brûlures à la chaux pourraient se bien trouver de l'eau sucrée (Gosselin et Bussy la recommandaient pour faire un saccharate de chaux insoluble), mais là aussi ce n'est que sur le moment même de l'accident que ce moyen peut avoir quelque valeur.

Les brûlures par le fer rouge, d'un pronostic

meilleur que les autres, seront surtout traitées par de larges onctions iodoformées et un pansement humide biioduré pendant les premiers jours. Dans toutes les brûlures, on cessera l'occlusion le plus tôt possible, pour éviter de favoriser le symblépharon, que les mèches, les coques de verre et autres moyens ne suffiraient ordinairement pas à empêcher.

Les cas les plus incertains sont les plaies pénétrantes, piqûres, coupures, ou pénétration de corps étrangers intra-oculaires. Nous avons vu plusieurs fois des phlegmons de l'œil survenir dès le lendemain d'une piqûre avec une aiguille, avec un couteau sale, malgré tous les efforts antiseptiques. Les instillations répétées de violet, de sublimé à 1/1000, les injections sous-conjonctivales de sublimé, que Reymond, Secondi, Abadie et Darier ont recommandées ici à juste titre, la cautérisation ignée du trajet, les onctions iodoformées, le pansement biioduré humide, ne suffisent pas toujours, et nous avons été quelquefois obligé de recourir rapidement à l'exentération ou à l'énucléation, suivant l'âge du sujet et la nature de la lésion.

Certains corps étrangers sont mieux tolérés que d'autres, et si les fragments de bois, de verre, sont quelquefois conservés indéfiniment, de même que certains grains de plomb, souvent aussi il survient des accidents rapides et phlegmoneux pour n'importe quel corps étranger. Les corps oxydables sont réputés plus dangereux que les autres, et c'est vrai en général. Nous avons cependant retiré (avec conservation de la vision) du corps ciliaire d'une femme un éclat de fer qu'elle y avait depuis vingt-cinq ans, qui commençait à saillir au dehors, et que Desprès s'était, systématiquement du reste, refusé à enlever. Tous les ophtalmologistes ont vu, comme nous, la tolérance surprenante de l'orbite et de l'œil pendant de longues années pour les corps étrangers les plus variés, oxydables ou non. Ce serait donc une grossière erreur de porter à l'avance un pronostic eu égard à la nature du corps étranger : il n'y a que des probabilités, que le siège, le volume, la mobilité, la forme, la nature du corps étranger et son degré d'infection impossible à savoir exactement, font varier dans la plus large mesure. Nous avons vu plusieurs fois aussi des piqûres d'aiguille traverser le corps ciliaire et entraîner même des cicatrices sclérales cystoïdes sans aucune réaction, tandis que telle autre piqûre entraînait le phlegmon presque immédiat.

Nous n'insisterons pas davantage, ne voulant pas empiéter sur la thérapeutique oculaire. Nous dirons cependant encore un mot de l'antisepsie d'urgence dans certains cas de ces phlegmons subits qui surviennent quelquefois inopinément sur un leucome adhérent. Quand on est prévenu immédiatement, même s'il y a déjà un hypopyon, on pourra quelquefois obtenir la guérison. Mon père a obtenu plusieurs fois l'arrêt de ce processus si rapide par la cautérisation ignée du point infecté et la réouverture de la chambre antérieure. J'ai moi-même obtenu la guérison, maintenue depuis un an, dans un cas de ce genre chez une infirmière qui avait un leucome adhérent depuis l'âge de cinq ans. L'hypopyon, déjà abondant, disparut par deux injections sous-conjonctivales de sublimé à 1/2000, ce qui permit plus tard des iridectomies et l'extraction d'une cataracte siliqueuse. Assurément, même par le fer rouge, les onctions antiseptiques, le collyre au sublimé à 1/1000, les collyres diffusibles et tous les moyens locaux et généraux à mettre en œuvre, on n'obtiendra pas toujours ce résultat, mais on l'obtiendra quelquefois si on ne perd pas de temps et si on applique cette antisepsie d'*urgence* au lieu d'enlever l'œil pour commencer ; il en est de même, et c'est la même antisepsie, pour les accidents infectieux post-opératoires.

Les blessures de *guerre* doivent être traitées d'urgence comme les autres traumatismes de l'œil et de ses annexes.

Enfin, en présence de tout traumatisme oculaire, on devra étudier à fond, antiseptiser et fortifier l'état général, surtout chez les cachectiques, les diathésiques et les misérables, et tous ceux dont l'état général est mauvais; à microbisme égal, l'infection est considérablement plus fréquente chez ces derniers et il peut se faire des *endo-infections*, au niveau de l'œil traumatisé, *foyer* d'appel.

Cette thérapeutique d'urgence se fera à la CAMPAGNE, dans des conditions très suffisantes : de l'eau qui bout, des assiettes passées à l'eau bouillante, des compresses qu'on fait bouillir, le moindre petit objet métallique pour rougir et cautériser, du fil et des aiguilles, on trouve cela partout.

On aura souvent à lutter, même dans des milieux instruits, contre les remèdes proposés par la famille, et on tâchera plus d'une fois de réparer le mal déjà fait. Les applications d'urines, des matières et des excrétions les plus inattendues, des pommes cuites, de la viande crue, ne sont nullement disparues et constituent encore toute une série de moyens malfaisants contre lesquels l'antisepsie oculaire a à lutter. Ces applications, reste de la pharmacopée et de l'oculistique du moyen âge dans leur partie défectueuse, ne sont pas plus dangereuses du reste que l'application d'acide phénique à haute dose, de l'eau blanche et de l'extrait de Saturne, mine inépuisable d'incrustations cornéennes, et dont on s'abstiendra systématiquement. D'autres fois, on se trouvera en présence d'accidents des plus graves, d'un caractère urgent, et dont l'acide borique a été pendant quelques jours le seul traitement mis en œuvre par la famille ou l'entourage incompétent, qui aura ainsi souvent laissé se produire d'irrémédiables désordres. D'autres fois, c'est l'abus du *sublimé*, mis depuis peu entre toutes les mains, et dont les doses fortes sont irritantes pour l'œil et opacifiantes pour la cornée, en présence duquel on se trouvera. Il faut cependant que tout le monde sache l'impuissance si fréquente de l'acide borique, qui est bien peu supérieur comme antiseptique et est souvent inférieur comme calmant aux infusions banales (mélilot, camomille, sureau, guimauve, thé) et le danger, souvent réel, pour l'œil, du sublimé en grandes irrigations.

Consulter, en plus des ouvrages cités, les travaux suivants sur l'antisepsie oculaire et générale.

BIRNBACHER, Stéril. des instruments et des pansements par la chaleur (*Centralbl. für Augenheilk*, 1885).

PANAS, *Bull. de l'Acad. de méd.*, 1885, 1888 et 1893.

CHIBRET, De l'oxycyanure de mercure dans l'antisepsie oculaire (*Arch. d'opht.*, 1892).

NUEL, Rapport à la Soc. franç. d'opht., 1893, et discussion consécutive.

HIRSCHBERG, Einführung in die Augenheilkunde, 1892.

SCHIMMELBUSCH, De l'asepsie en chir., trad. franç. Paris, 1893.

VALUDE, L'aldéhyde formique (*Ann. d'oculistique*, 1893).

MORAX, Thèse de Paris, 1894.

TROUSSEAU et DUBIEF, *Presse médicale*, 1894.

NICAISE, De l'antisepsie dans la pratique de la chir. journ. Paris, 1896.

BACH, Antisepsis und Asepsis in ihrer Bedeutung für Auge. Halle, 1897.

SCRINI, Thèse de Paris, 1898.

MERMET, Thèse de Paris, 1897, sous presse.

TROISIÈME PARTIE

TECHNIQUE INSTRUMENTALE.

Les instruments de chirurgie oculaire ont été longtemps grossiers, et lorsque nous examinons leurs anciens exemplaires encore conservés dans divers musées et dans quelques collections particulières, nous sommes surpris de leurs considérables dimensions, de leur épaisseur et de leur lourdeur. Ce sont de véritables instruments de chirurgie générale. Actuellement réduits à des proportions raisonnables, les instruments de chirurgie oculaire sont particulièrement délicats. Leur manche, longtemps en bois, en nacre, en ivoire, ou même en métal précieux et historié, est désormais métallique : le manche nickelé est supérieur au manche d'aluminium qui s'altère vite dans les liquides antiseptiques et se pique peu à peu par l'ébullition. Tout instrument de chirurgie oculaire doit être entièrement métallique pour pouvoir être asepsisé par la chaleur. C'est dire qu'il faut rejeter

9.

tout instrument en caoutchouc, en écaille, du reste sans avantage marqué sur les instruments complè-tement métalliques. Il est dangereux de se servir d'instruments doubles, montés sur un même manche. Le kystitome et la curette montés ainsi sur un seul manche sont le type d'un instrument détestable (fig. 23), car la curette se salit dans la main de l'opérateur, tandis que le kystitome effectue son rôle, puis la curette contaminée est introduite dans l'œil et l'infecte. On emploiera donc tou-jours des instruments dont le manche ne porte qu'un seul instru-ment, sinon il faudrait les flamber.

Nous nous proposons de passer en revue ceux des instruments exis-tants que nous nommerons « néces-saires et suffisants ». Nous y décri-rons quelques instruments nouveaux ou perfectionnés dont nous nous ser-vons depuis plusieurs années. Avec la liste méthodique qui va suivre, on peut exécuter *toutes* les opérations sur les yeux et leurs annexes dans les conditions les plus modernes d'antisepsie, de sécurité et de cé-lérité.

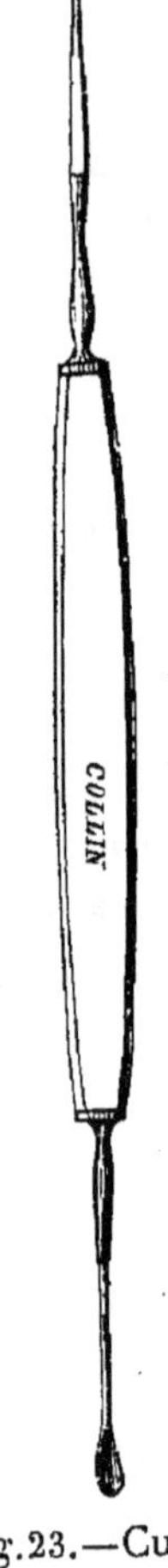

Fig. 23.—Curette kystitome.

Bien que ce qui va suivre ait un caractère essentiellement pratique, nous avons tenu à ne pas en séparer quelques notions historiques qui, donnant l'évolution d'un instrument dès les temps les plus anciens, permettent de comprendre la nature et l'étendue du progrès actuellement réalisé.

En effet, les instruments des modèles actuels ne sont pas arrivés rapidement à leur perfection relative. Par une sélection naturelle, les instruments de chirurgie oculaire, venant des instruments de chirurgie générale, de divers métiers ou créés pour la chirurgie oculaire, s'engendrent indéfiniment, le dernier venu réalisant presque toujours les avantages de ses prédécesseurs en diminuant leurs inconvénients et en y ajoutant des avantages nouveaux. Sans doute, il naît encore quelquefois des instruments inutiles ou inférieurs à ceux qui les ont précédés, parce que l'auteur ne s'est pas préoccupé de faire un instrument qui possède au moins *toutes* les qualités utiles des précédents et leur en ajoute qu'ils ne possédaient pas. Bornons-nous enfin à faire observer que bien des instruments portent le nom d'un chirurgien autre que leur inventeur, tout simplement parce qu'il les a figurés dans ses livres ou qu'il les avait en usage courant. On ne doit donc considérer un instrument comme étant de l'auteur qui le décrit que sur affirmation formelle, et sous bénéfice d'inventaire : la part d'invention est même toujours restreinte, car on peut affirmer que jamais un instrument n'a été inventé de toutes pièces et il suffit de chercher pour retrouver sa genèse.

I

OPÉRATIONS SUR LE GLOBE DE L'ŒIL

Écartement des paupières. — Releveurs. — Blépharostats. — Nécessité de blépharostats à ablation instantanée. — Fixation du globe de l'œil. — Instruments pour les diverses opérations sur le globe. — Seringues stérilisables pour injections, irrigations et instillations.

Toute opération sur le globe de l'œil nécessite d'abord, pour être menée à bien : 1° l'écartement des paupières ; 2° la fixation du globe. Nous ne parlons pas de l'anesthésie et de l'antisepsie préopératoires qui ont été déjà décrites, et qui font partie intégrante des *manœuvres préopératoires*.

Écartement des paupières. — L'écartement des paupières a été réalisé d'abord par les moyens primitifs à la disposition de tous, les doigts, puis par des instruments d'abord grossiers et même dangereux, longtemps repoussés par la majorité des praticiens, mais parvenus enfin à remplir commodément et sans danger leur rôle. Les doigts peuvent exercer une pression périlleuse sur les paupières et sur le globe ; bien que nous ne soyons plus au temps où Desmarres recommandait de les enduire

de craie, leur asepsie ne vaut jamais celle d'un instrument métallique. L'emploi du doigt n'est supérieur qu'à celui d'un mauvais blépharostat et c'est
reculer en arrière que de rejeter tout blépharostat.

On s'est servi dès les temps les plus anciens,
comme l'a fait remarquer Anagnostakis (1), de
crochets mousses aussi bien pour relever les paupières que pour écarter les lèvres des plaies.

Plus près de nous, Woolhouse, Pellier, Heister
(fig. 24), Tenon, Berenger, se servaient d'écarteurs

Fig. 24. — Releveur de Heister.

mousses de formes diverses, dont celui de Desmarres n'est qu'une insignifiante modification.

Pellier usait d'un simple fil métallique contourné

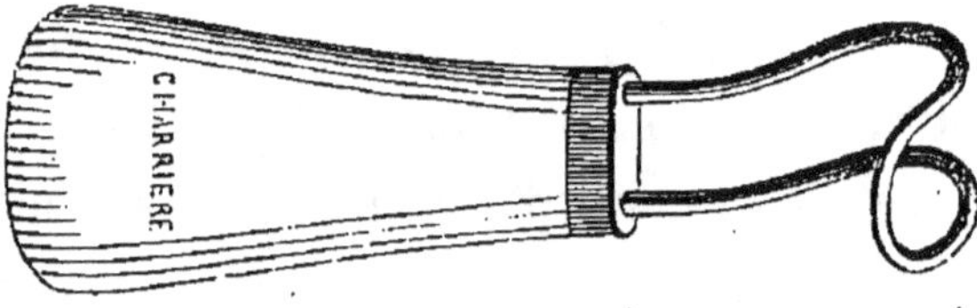

Fig. 25. — Releveur de Pellier avec spatule à paupières.

en U et coudé (fig. 25), ce qu'une épingle à cheveux
réalise en cas d'urgence (Gayet). Wenzel appelait

(1) ANAGNOSTAKIS, La chirurgie oculaire des anciens. Paris,
1872, in-4°.

« hameçon plat » le releveur des paupières et en donne plusieurs figures à peu près identiques aux écarteurs de la peau dans les incisions de chirurgie générale. M. Abadie a fait articuler la tige du releveur de Desmarres de façon à pouvoir le tenir horizontalement (fig. 26).

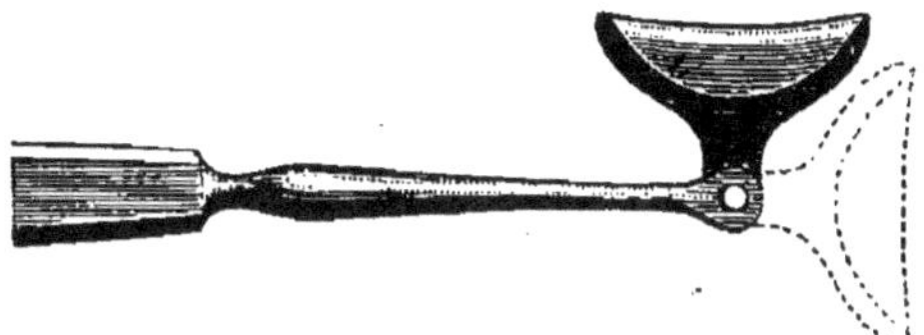

Fig. 26. — Releveur d'Abadie.

On peut souvent éviter, chez les enfants, l'emploi des releveurs qui les effraient tellement ainsi que leur entourage : il suffit d'appuyer fortement sur le bord de la paupière supérieure avec le pouce et de le repousser sous le *rebord orbitaire supérieur*; de

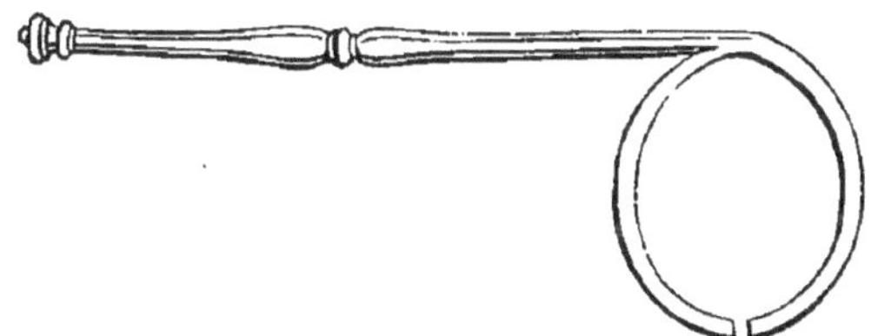

Fig. 27. — Fixateur d'A. Paré.

cette façon, on évite que la paupière supérieure se retourne et empêche de voir la cornée. *Bien faite*, cette manœuvre supprime l'emploi du releveur dans les deux tiers des cas qui paraîtraient le justifier.

A côté de ces instruments, dont la forme est la

première en date, se sont fait jour d'autres instruments destinés à la fois à ouvrir les paupières et à fixer le globe de l'œil. On les trouve d'abord dans les livres d'A. Paré (fig. 27), de Fabrice d'Acquapendente et de Scultet, mais ils sont probablement plus anciens.

Ils brident le globe qu'ils prennent comme avec l'anneau d'une clef. Leur gros inconvénient était, outre leur manche volumineux, la forte pression qu'ils exerçaient en comprimant le globe : aussi la plupart des opérateurs les ont-ils toujours repoussés. Peu à peu, on en vint à l'idée d'une pince de forme déjà usitée en chirurgie générale (1), réalisant le pouce et l'index entr'ouvrant l'œil, dont les mors seraient remplacés par des palettes ou des crochets mousses dont l'écartement serait limité et gradué par des vis ou des viroles. Les blépharo-ophtalmostats de

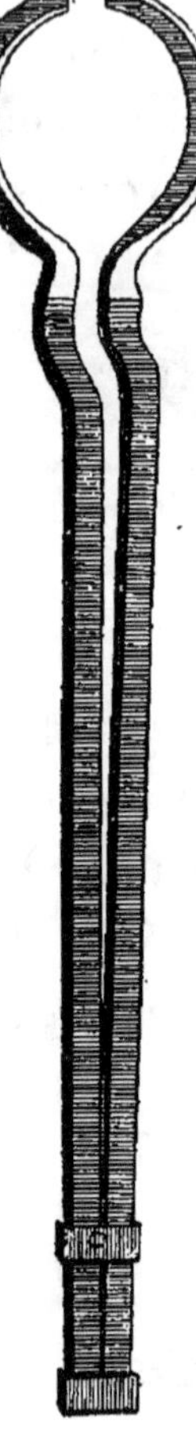

Fig. 28. — Blépharostat de J.-L. Petit.

J.-L. Petit (fig. 28), de Sharp, de Heister entre

(1) Voy. Scultet, planches VII et XIV.

autres, sont des types de ce genre d'instruments, mais leur volume et leur poids sont bien plus considérables que ceux de nos blépharostats actuels. Il est, en tous cas, intéressant de savoir que le blépharostat actuel descend, au fond, d'une simple pince : un progrès réel fut d'y introduire une articulation, au niveau des branches ou au niveau des palettes, ce qui permet à l'instrument de reposer et de s'appuyer sur la joue ou le nez du malade.

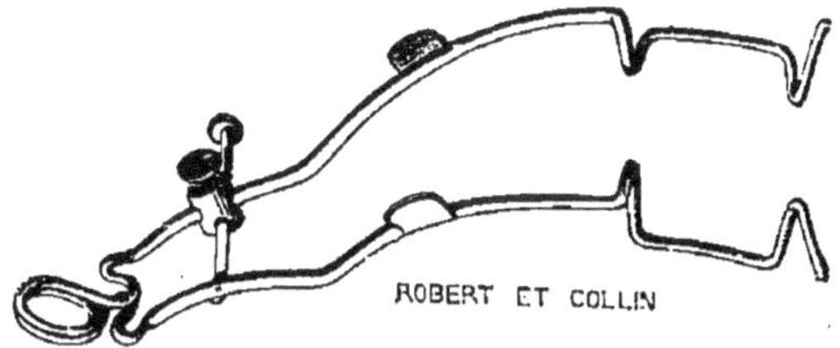

Fig. 29. — Blépharostat de Kelley-Snowden avec vis.

Le meilleur moyen pour alléger cette pince était de la réduire à un fil métallique, de même que la serre-fine du modèle de Vidal (de Cassis) n'est que la pince à pression continue réduite à un fil. Tel est le type du blépharostat de Kelley-Snowden (fig. 29), dont les modèles ont eu, au milieu de ce siècle, une vogue considérable, soit pour l'angle interne, soit pour l'angle externe.

On reconnut bientôt la nécessité de limiter sur chaque sujet l'écartement des paupières, et par suite d'adapter une vis ou une crémaillère dans ce but ;

mais on supprimait du coup la possibilité d'enlever instantanément l'instrument, la vis nécessitant toujours un certain temps pour être desserrée. De plus l'instrument réduit à un fil perdait les larges palettes si utiles. Furnari les retrouva (fig. 30), ainsi que A. Græfe, avec son blépharostat qui rappelle beaucoup un petit spéculum ani (fig. 31). M. Panas en

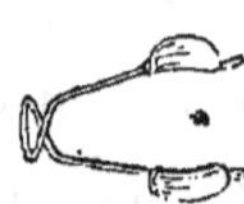

Fig. 30. — Blépharostat de Furnari.

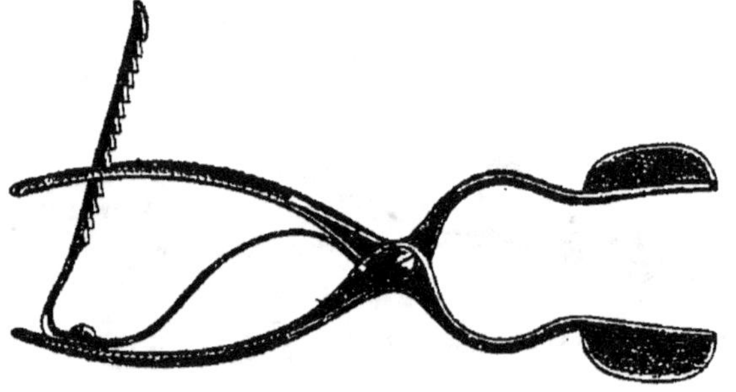

Fig. 31. — Blépharostat de A. Græfe.

a également adapté à son blépharostat (fig. 32).

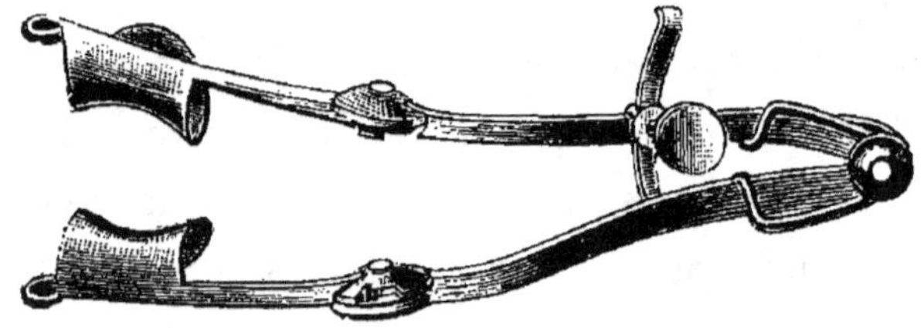

Fig. 32. — Blépharostat de Panas.

Signalons, en passant, un moyen ingénieux de réaliser l'enlèvement instantané, publié d'abord par

Liebreich (1) (fig. 33) et peu après par Coppez père. La figure ci-jointe dispense de toute description.

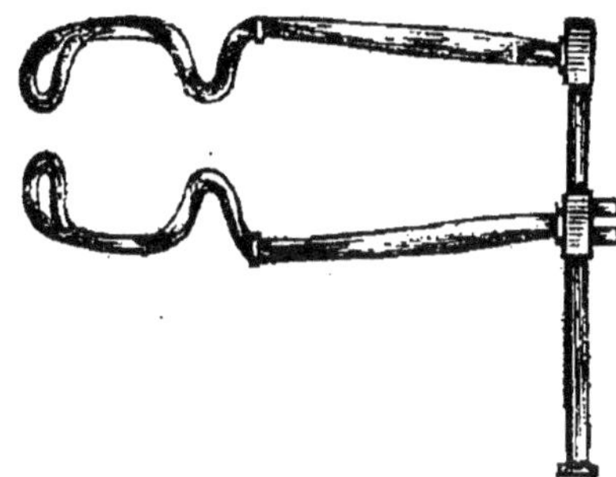

Fig. 33. — Blépharostat de Liebreich.

L'écarteur de Mellinger a repris la disposition fondamentale de ces instruments.

MM. Noyes, Armaignac, Wilde (fig. 34), ont également construit des blépharostats à enlèvement

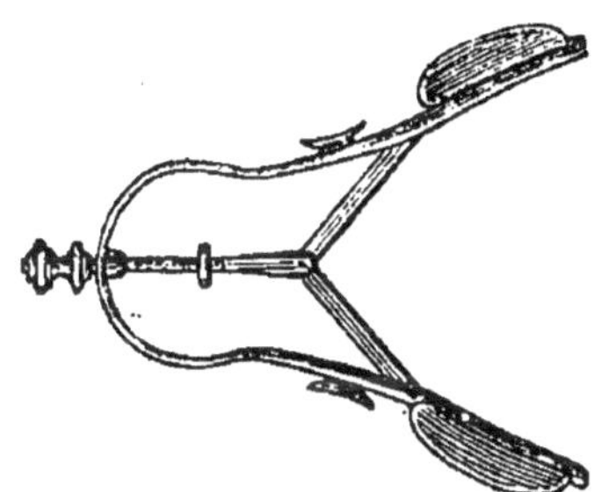

Fig. 34. — Blépharostat de Wilde.

instantané, et sans la secousse dangereuse de divers blépharostats à cliquets et à déclenchements subits. Nous devons faire remarquer que le ressort doit en

(1) Liebreich, *Saint-Thomas Hosp. Reports*, 1875.

être fort résistant, car sa force est le seul obstacle qui empêche le malade de chasser l'instrument par une violente contraction des paupières, ce qui peut du reste arriver avec tous les blépharostats. Il en est de même pour celui que nous avons fait construire (fig. 35) et qui est muni de palettes articulées, comme dans le releveur d'Abadie et le blépharostat de Vacher.

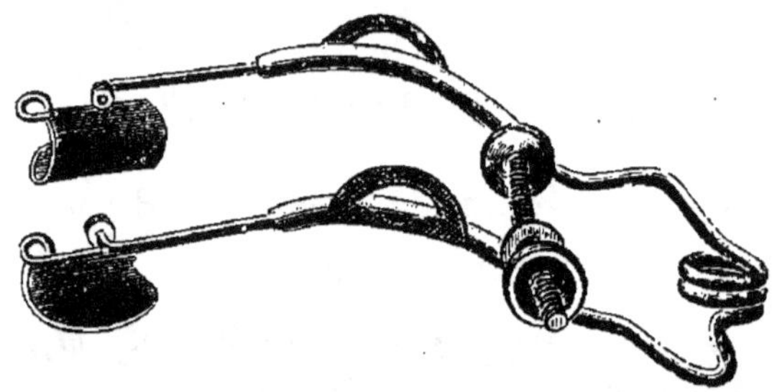

Fig. 35. — Blépharostat de A. Terson.

Nous employons depuis plus de quatre ans ce blépharostat qui nous a servi pour un grand nombre d'opérations de toutes sortes : il nous a rendu toujours les meilleurs services, en immobilisant les paupières par le bord ciliaire, mieux que ne le feraient l'ongle et le doigt pesant d'un aide, en s'appliquant indifféremment à chaque angle, en protégeant les instruments contre le contact septique du bord ciliaire, en s'enlevant instantanément, vu la disposition de la vis de réglage.

On peut à coup sûr créer encore de nouveaux modèles de blépharostat, mais on devra avoir soin

qu'ils réalisent au moins les indications précédentes.

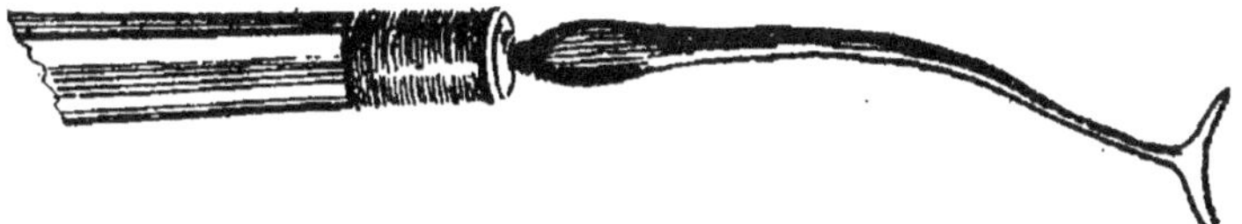

Fig. 36. — Croissant de Pellier.

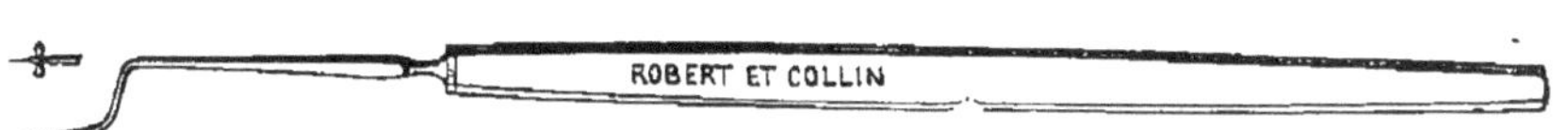

Fig. 37. — Pique de Pamard.

Fixation du globe. — La fixation du globe, en

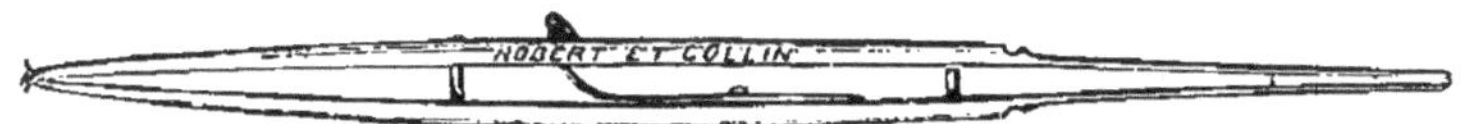

Fig. 38. — Pince de Desmarres.

plus des différents procédés indirects que nous
venons de signaler, a été souvent
effectuée par le doigt appliqué sur
le globe même.

On s'est servi aussi (Pellier), d'un
petit croissant dentelé (fig. 36), réduction de l'antique ophtalmostat
à manche, et qu'on appuyait sur le
point du globe opposé à la ponction.
On en vint ensuite à des instruments
qui accrochaient directement le globe : à côté de la

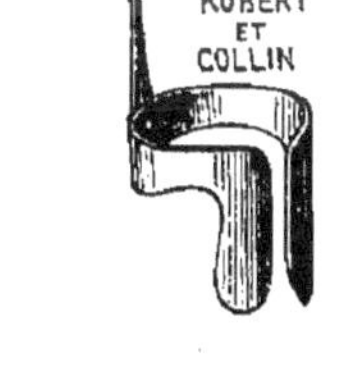

Fig. 39. — Dé de
Desmarres.

détestable érigne (Bérenger), la pique de Pamard est restée longtemps un instrument usuel (fig. 37). Mais une pique à double fixation (Le Fort, Schweigger), vraie fourche, donne une solidité incomparablement plus grande. On a aussi monté cette pique sur un dé à coudre (Rumpelt, Demours, Desmarres) (fig. 39).

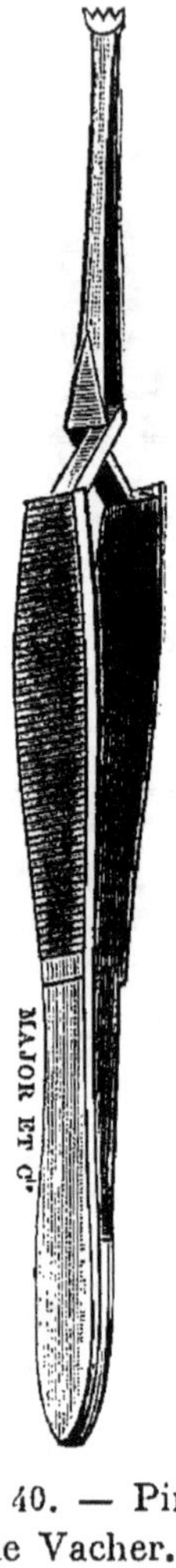

D'après certains auteurs, Le Cat et Demours auraient quelquefois employé une pince pour fixer, mais cette pratique était certainement passée inaperçue et ce fut un énorme progrès lorsque Petrequin et Bonnet (de Lyon) insistèrent sur la grande utilité d'une pince pour fixer le globe. En effet, les précédents instruments n'agissaient qu'en appuyant violemment sur le globe. La pince au contraire fixe le globe en le *suspendant* pour ainsi dire, et elle est restée l'instrument le meilleur pour la fixation.

Fig. 40. — Pince de Vacher.

Desmarres a employé une pince à fixer à ressort (fig. 38) reprise avec peu de modifications par de Græfe ; d'autres ont employé des pinces à verrou. Monoyer (de Lyon) a fait une pince en fourche, à double fixation. M. Vacher, en adaptant les mors de la pince de Desmarres à une pince à pression continue à ressort très dur, a donné une pince très utile (fig. 39) qui nous sert journellement et n'a jamais manqué entre nos mains. C'est une sorte de grande serre-fine, qui se manœuvre très bien et qui s'enlève *instantanément* : ceux qui craindraient au début de la serrer trop fort et de l'ouvrir inopportunément, peuvent la tenir par le côté. Il suffit d'y faire faire une large échancrure latérale mousse qui reçoit les doigts. Mais c'est une précaution inutile, avec un peu d'habitude.

M. Panas a fait éroder le mors des diverses pinces à fixation à ressort, de façon à supprimer les

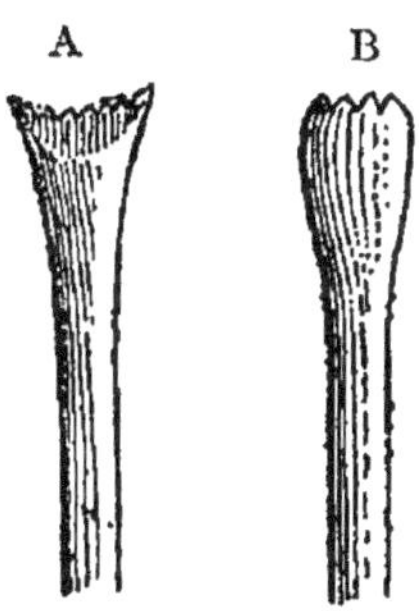

Fig. 41. — A, modèle ancien; B, modèle de Panas.

angles qui déchiraient la conjonctive (fig. 41), et nous avons adapté ces mors à la pince de Vacher. Le tissu ne se déchire point, si, avec des pinces

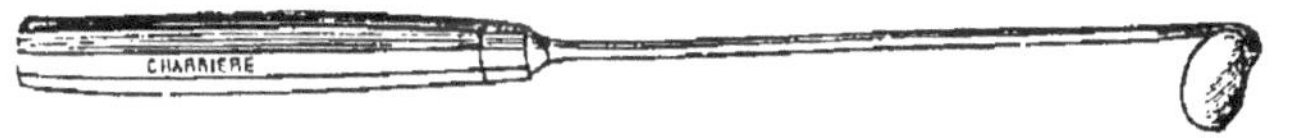

Fig. 42. — Fixateur de Nélaton.

munies de mors semblables, on pince exactement la conjonctive *du limbe* et en un *point diamétralement opposé* à l'entrée du couteau.

Un autre mode de fixation a été mis en pratique

surtout par Velpeau et Nélaton : il consiste à appuyer
sur le cul-de-sac vers lequel on veut diriger la cornée,

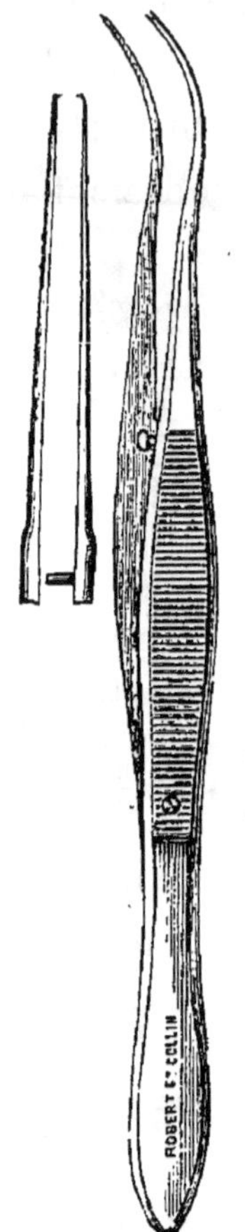

avec une spatule ou un petit releveur
(fig. 42), un crochet à strabisme
par exemple, comme le fait souvent
M. Panas. Ce procédé de fixation
est possible pour le strabisme,
l'énucléation et les opérations qui
n'ouvrent pas le globe : il serait
dangereux pour les opérations avec
incision et ouverture de l'œil.

Pinces. — Pour les opérations
mêmes, d'autres *pinces* doivent être
employées :

Pour l'iridectomie, la *préhension*
de l'iris se fait avec les pinces à
griffes légèrement courbes (fig. 43),
ou, si la plaie est très étroite, avec
les pinces de Liebreich dont l'articulation est si ingénieuse (fig. 44) ;

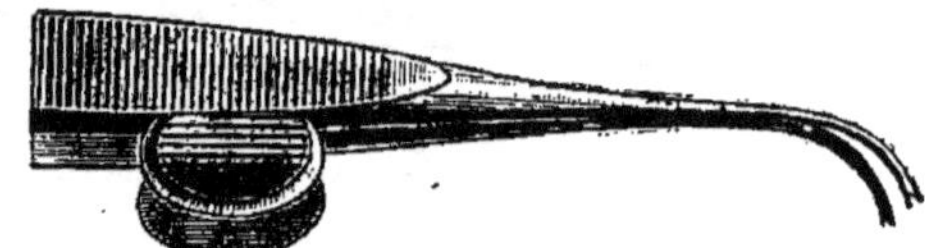

Fig. 43. — Pince
pour saisir l'iris.

Fig. 44. — Pince de Liebreich.

le crochet mousse (Tyrrell) (fig. 45) peut servir à
ramener au dehors le sphincter échappé aux ciseaux,

Fig. 45. — Crochet de Tyrrell.

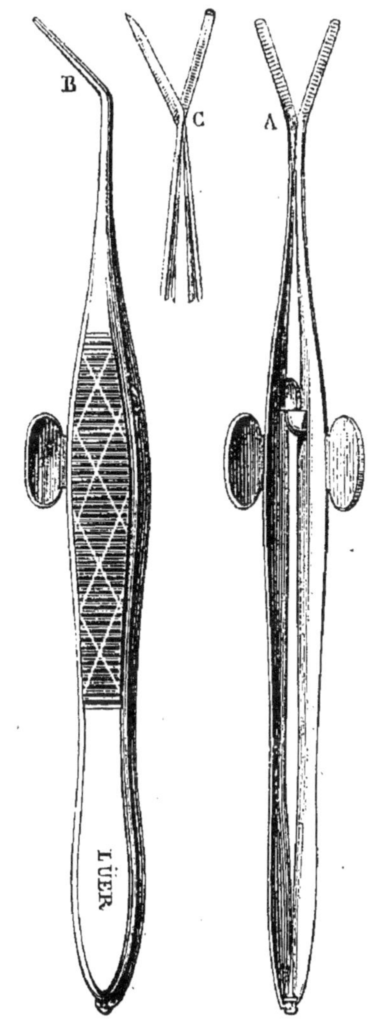

Fig. 46. — Pince-ciseaux de Wecker; AB, à br. mousses;
C, à br. pointue.

A. Terson. — Technique ophtal.   10

des hypopions ou des corps étrangers de la chambre antérieure (Bourgeois). La section de l'iris, longtemps faite avec des ciseaux (ciseaux coudés en bec de grue, connus depuis plusieurs siècles), se fait très exactement avec des pince-ciseaux, dont le modèle de Wecker est le meilleur (fig. 46) (avoir un très petit modèle avec une branche pointue). Le principe des pince-ciseaux était déjà connu en chirurgie générale (1); en chirurgie oculaire, les ciseaux figurés ci-contre étaient couramment employés au siècle dernier, comme en témoignent les planches de Brambilla et Pellier (fig. 47).

Toute pince est un instrument absolument anti-septique : c'est au début une simple lanière de fer repliée, imitant le pouce et l'index. La pince à cils est identique (fig. 48) aux pinces à épiler antiques, si j'en juge d'après l'exemplaire antique que je possède.

Une pince à caillots peut rendre service dans diverses occasions.

Incisions. — Pour l'opération de la cataracte, exception faite de divers instruments de forme singulière qui ne méritent que l'oubli, les couteaux se rangent sous trois formes génériques : la forme triangulaire, la forme étroite à tranchant rectiligne,

(1) Voy. les instruments de Pompéi dessinés dans les éditions de Mondeville et de Guy de Chauliac (Nicaise).

la forme étroite courbe. La forme triangulaire, qui existait, du reste déjà, dans certains anciens bistouris

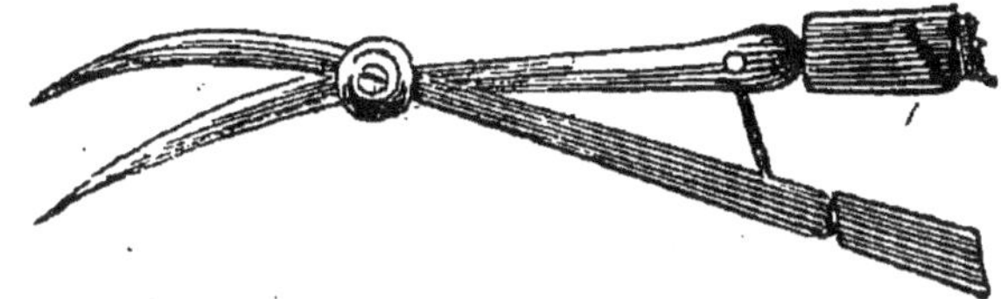

Fig. 47. — Anciens ciseaux à branche fixe (Pellier).

(instruments de Pompéi), a été employée pour la cataracte, d'abord par Bérenger (fig. 49), contem-

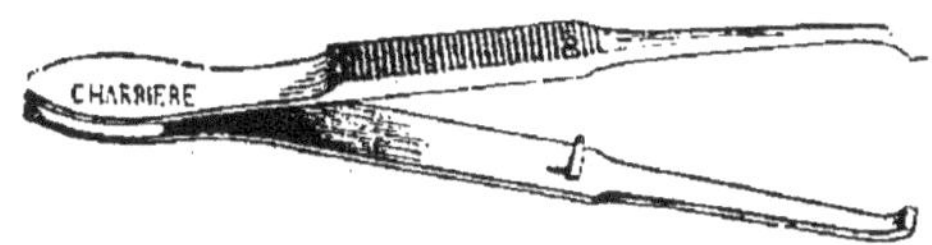

Fig. 48. — Pince à cils.

porain de Daviel; Richter et Beer l'ont imité.

Les couteaux étroits sont dus à La Faye (1), à

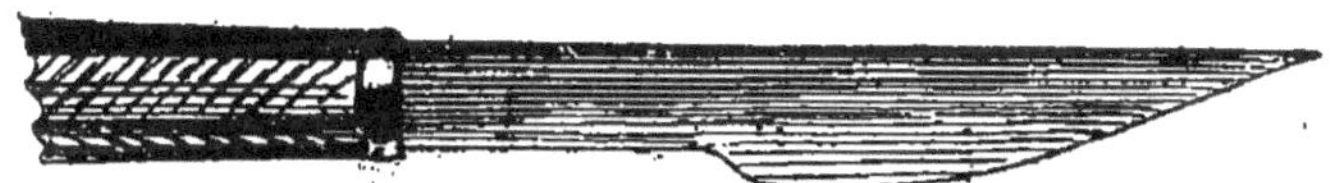

Fig. 49. — Couteau de Bérenger.

Sharp, à Tenon (fig. 50); ils sont en général courbes *sur le plat*, vu la crainte d'accrocher l'iris au passage.

Les Pellier ont employé des couteaux étroits, à

(1) Daviel créa la méthode et La Faye fixa le procédé (Delpech).

tranchant courbe (fig. 51), *ne conservant du cou-teau de Bérenger que la partie utile* (1).

Fig. 50. — Couteau de Tenon.

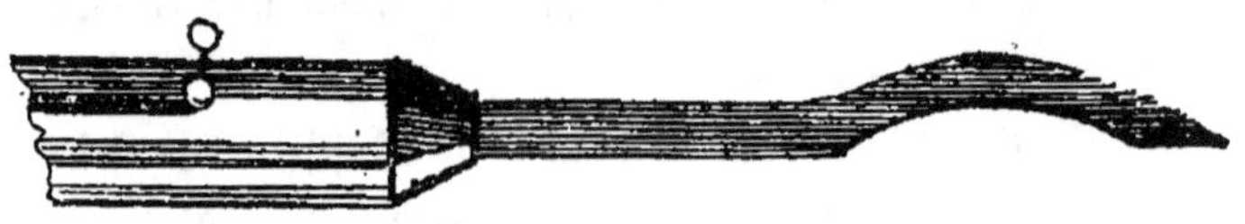

Fig. 51. — Couteau de Pellier.

Le couteau de Wenzel, qui a si longtemps été usuel, était une longue lame en feuille de myrte (fig. 52).

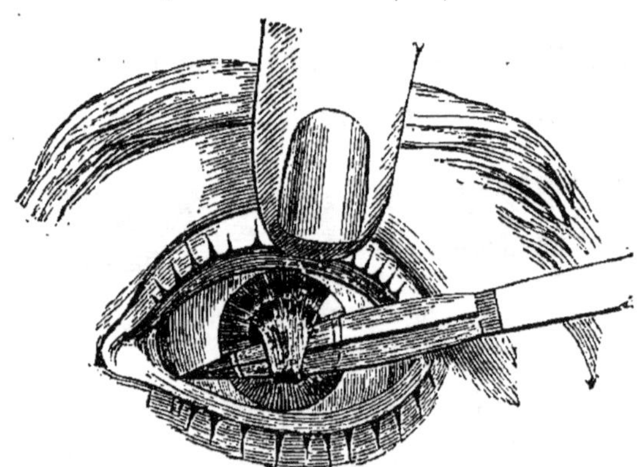

Fig. 52. — Couteau de Wenzel.

Waldau et de Græfe ont employé pour l'extrac-

(1) J'en ai présenté un modèle de l'époque à la Société d'ophtalmologie de Paris, 1895.

tion à incision linéaire des couteaux droits linéaires
(fig. 53), qui ne sont que la réduction minus-
cule d'un couteau à amputation. Sans revenir
à la forme très courbe de Pellier, nous avons

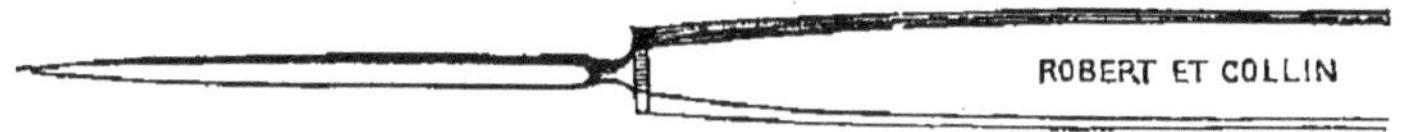

Fig. 53. — Couteau de Græfe.

fait courber légèrement le tranchant et le dos du
couteau de Græfe. Nous employons depuis plusieurs années exclusivement ce couteau (fig. 54)
pour l'opération de la cataracte et souvent pour

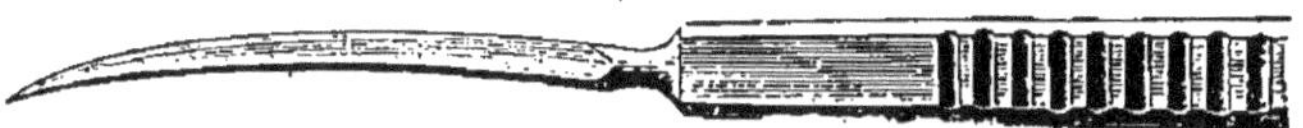

Fig. 54. — Couteau de A. Terson.

l'iridectomie et la sclérotomie; il a tous les avantages du couteau de Græfe, permet de mesurer
aussi bien le lambeau, et la courbure empêche de

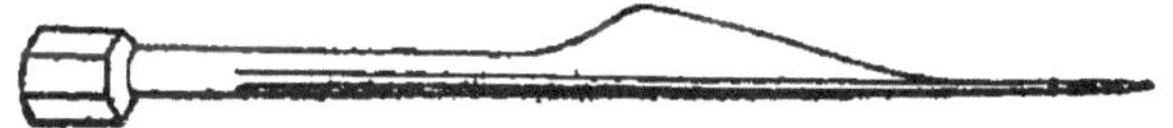

Fig. 55. — Couteau de Siegrist.

confondre le dos avec le tranchant, accident arrivé
à de nombreux opérateurs avec le couteau de
Græfe, qui du reste, on doit se le rappeler, n'a
été inventé que pour l'extraction à *incision linéaire*,
aujourd'hui abandonnée. M. Darier a récemment

10.

aussi insisté sur l'utilité de ce couteau courbe. Des couteaux de Græfe très réduits (de Wecker) peuvent être utiles pour passer dans des chambres antérieures très étroites ou même disparues.

Mentionnons l'idée malheureuse d'une lame précédée d'une aiguille pour faire d'abord la kystitomie (Petit, Pallucci, Siegrist) (fig. 55).

Les autres instruments destinés aux incisions du

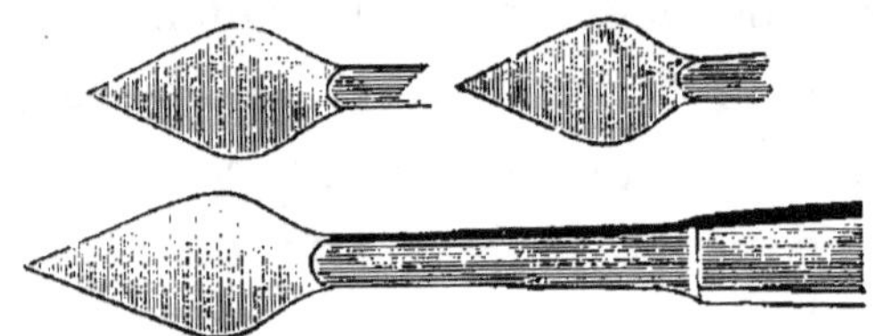

Fig. 56. — Couteau lancéolaire.

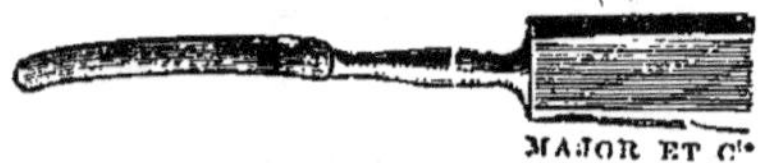

Fig. 57. — Couteau mousse de Desmarres.

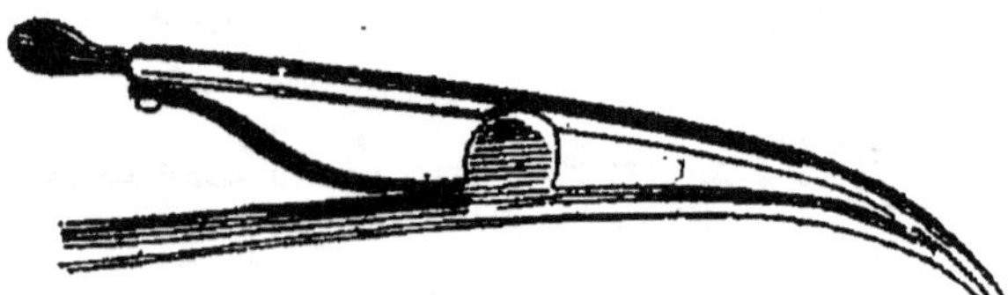

Fig. 58. — Pince à capsule de Pellier.

globe affectent la forme générale d'une *lance* (fig. 56). Bien avant et depuis Daviel, on s'en est servi pour toutes les paracentèses, cornéennes et sclérales. L'aiguille de Desmarres en est un simple diminutif. Pellier employait couramment une lance à arrêt. M. Parenteau a même recommandé pour la sclérotomie une lance *bifide* dont l'usage ne s'est pas généralisé. Le couteau mousse (fig. 57) peut être quelquefois utile (Grandjean, Desmarres).

Kystectomie. — Pour saisir la cristalloïde, soit avant l'extraction (Daviel), soit comme cataracte secondaire, opérations déjà courantes au xviii⁰ siècle, diverses pinces ont été usitées. Voici une de celles qu'employait Pellier (fig. 58); Daviel, Wenzel, Janin et d'autres se servaient aussi de pinces, de tenettes, d'emporte-pièces, de petits crochets et d'autres instruments pour l'extraction des cataractes secondaires.

La pince à membranule de Lanne,

Fig. 59. — Pince de Lanne.   Fig. 60. — Pince de Terson père.

usitée au milieu de ce siècle, était une pince à pression continue (fig. 59). Depuis, un grand nombre de nouveaux modèles de pinces à membranules

(Förster, de Wecker et bien d'autres), ont été créées. Celle de mon père a une courbure suivant la concavité de la cornée et évitant ainsi l'iris.

On préférera les pinces (fig. 60) de mon père (modèle à plusieurs dents) si l'on ne veut qu'enlever un fragment, celles de M. Panas ou celle de Liebreich, avec 4 à 5 dents et une branche affilée, si on veut l'emporter tout entière (fig. 61). Si on

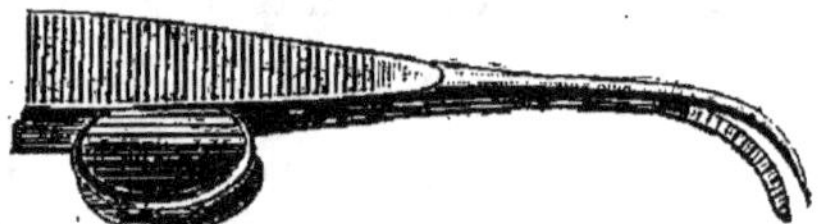

Fig. 61. — Pince de Panas.

ne veut que l'inciser, le *kystitome* (fig. 62) est l'instrument indiqué : il doit être souvent aiguisé : c'est un *couteau* triangulaire et non un crochet. Le dos doit être exactement arrondi pour ne pas blesser l'iris au passage : enfin il doit être coudé. Le

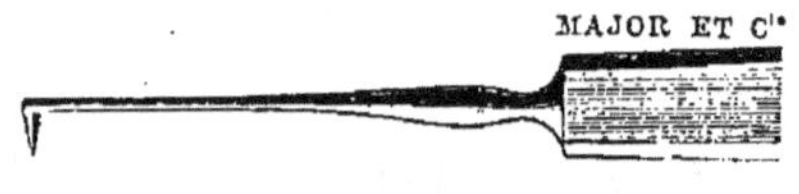

Fig. 62. — Kystitome.

premier kystitome n'était qu'une aiguille à cataracte (Daviel), puis il devint une sorte de lame cachée peu maniable (La Faye) ; enfin Rivaud-Landrau lui donna la forme actuelle (1). Un bon kystitome remplace

(1) RIVAUD-LANDRAU, *Annales d'oculistique*, 1848.

presque toujours les aiguilles à discission et laboure
moins profondément le corps vitré.

Une aiguille triangulaire longue et très fine, rappelant en petit les anciennes aiguilles à abaissement

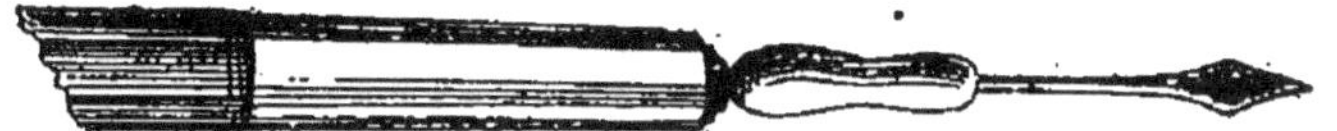

Fig. 63. — Aiguille à abaissement.

(fig. 58), a encore de l'utilité pour fixer le cristallin
mobile et divers autres usages.

Une petite cuillère (curette) (fig. 64), instrument
également de la plus haute antiquité, sera utile
pour attirer les masses corticales : une autre beaucoup plus grande servira au curage de l'œil : une

Fig. 64. — Curette de Græfe.

moyenne pour pêcher le cristallin luxé ; ou quelquefois l'anse métallique que Janin employait déjà.

L'antique érigne oculaire, ou crochet, déjà
utilisée pour la cataracte (Wenzel), et que l'on peut
couder (Panas) (fig. 65), aidera quelquefois le cristallin à se décoiffer et à sortir par une incision un
peu exiguë.

On aura une aiguille à discission un peu émoussée ou une gouge, pour l'extraction des corps étrangers cornéens, les aiguilles à tatouage cornéen et

un bâton d'encre de Chine : on pourrait en stériliser la pâte à l'autoclave.

On aura aussi une spatule métallique courbe
pour rentrer l'iris prolabé.

Des pinces-curettes fenêtrées d'un principe usité

Fig. 65. — Crochet-harpon de Panas.

en chirurgie générale (Voy. Scultet) ont été cons-
truites par Maunoir pour saisir la lentille ; les
pinces-curettes pleines ci-contre (fig. 66), qu'on
pourrait aussi monter sur des pinces du modèle
Liebreich, nous ont permis de retirer un grain de
plomb du corps vitré une fois chez l'homme et

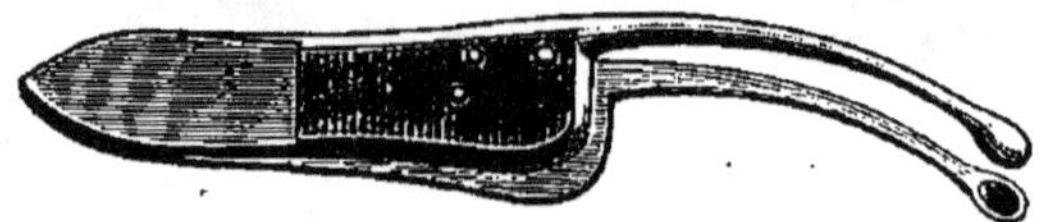

Fig. 66. — Pince-curette de A. Terson.

maintes fois chez le lapin. Il est à espérer que la
radiographie pourra rendre cette opération plus
fréquente et plus sûre.

Les *seringues* (1) graduées, aseptisables (modèle
tout en verre de Lüer, piston de sureau de Roux,
seringue de Debove), et avec aiguilles pour injections hypodermiques, canules en platine iridié flam-

____

(1) Les seringues antiques n'étaient ordinairement que des
vessies montées sur un roseau ressemblant en somme à la

bable pour instillations et injections lacrymales, sont d'une nécessité de tous les instants. L'ancienne seringue toute métallique (Anel) et la seringue de Pravaz doivent être définitivement remplacées par les précédents modèles, de grandeur variable, et qui pourront aussi servir d'*aspirateur* avec une aiguille creuse un peu large (collections orbitaires).

Pour les irrigations des culs-de-sac conjonctivaux, on emploiera les instruments déjà vus qui irriguent plus largement les culs-de-sac.

poire en caoutchouc actuelle, ou au compte-gouttes-pipette, mais il existait aussi des sortes d'aspirateurs du pus et des épanchements (pyoulque de Galien) qui devaient beaucoup rappeler la seringue moderne et dont un exemplaire est dessiné dans les œuvres d'Ambroise Paré. La seringue n'est du reste qu'un corps de pompe avec piston.

OPÉRATIONS SUR LES PAUPIÈRES, L'ORBITE ET LES MUSCLES DE L'ŒIL

Hémostase palpébrale. — Incisions et sutures. — Brossage des granulations. — Retournement total des culs-de-sac supérieurs. — Pince-érigne. — Instruments pour les voies lacrymales et l'orbite. — Cautères. — Lit d'opérations.

Les opérations sur les paupières, l'orbite et les muscles de l'œil nécessitent les instruments suivants. On aura :

De petits bistouris en forme de feuille de myrte ; un scarificateur de Desmarres (l'ancien *rasoir oculaire* décrit dans les vieux auteurs) qu'on peut parfaitement remplacer par le couteau à extrémité mousse (Desmarres, Stilling) : une ou deux petites pinces à disséquer rainées et pointues qui peuvent aussi servir à saisir le nœud des sutures pour les empêcher de glisser et aussi à les enlever ;

De petites pinces hémostatiques et de petites serre-fines à palettes hémostatiques ; les pinces coudées sont plus avantageuses, car elles reposent alors, au lieu de se dresser, sur les joues ou le front ;

Des pinces hémostatiques fenêtrées pour le chalazion (modèle de Desmarres, fig. 67). Ces pinces sont presque identiques aux pinces fenêtrées en étrier

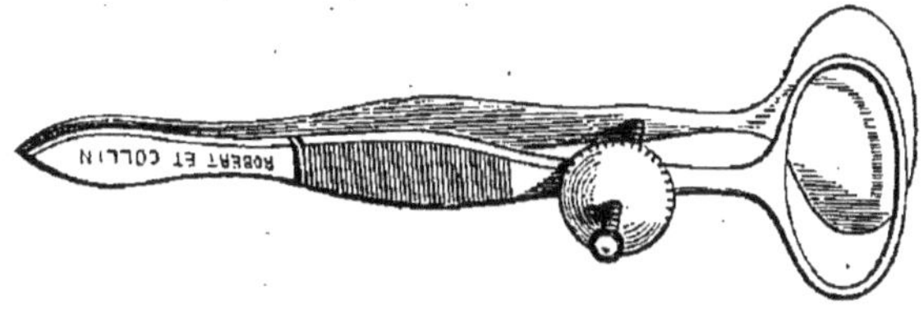

Fig. 67. — Pince à chalazion de Desmarres.

pour l'hémostase palpébrale (La Faye) (fig. 68) qu'on trouve dans les traités d'ophtalmologie du XVIIIe siècle et dont on retrouve des traces dans l'antiquité.

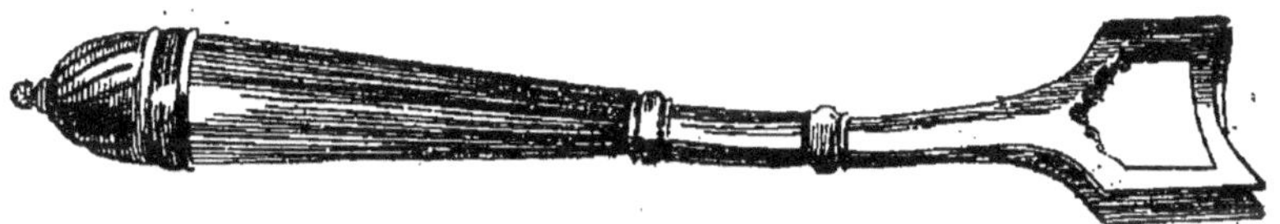

Fig. 68. — Pince de La Faye.

On évitera pour l'opération du trichiasis total les

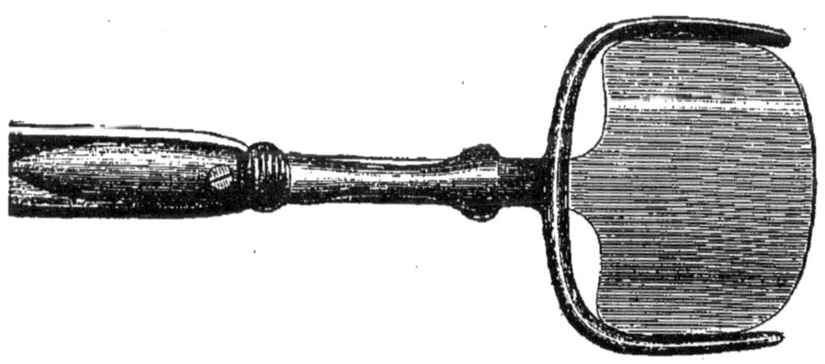

Fig. 69. — Pince de Terson père.

pinces de Knapp et Snellen, qui limitent le champ opératoire et gonflent la paupière : celle de Terson

A. TERSON. — Technique ophtal.   11

père (modèle à vis), en laissant libre le champ supérieur, est déjà d'un usage préférable (fig. 69). La plaque de corne (spatule à paupières) (1) ou d'aluminium, bien maniée, donne une hémostase parfaite et laisse la liberté à toutes les incisions et à tous les redressements palpébraux. Divers oculistes ont même proposé de la remplacer par le doigt ou l'ongle, ce qui nous paraît à éviter absolument, à moins d'urgence.

La pince fenêtrée à rouleaux (modèle de Knapp),

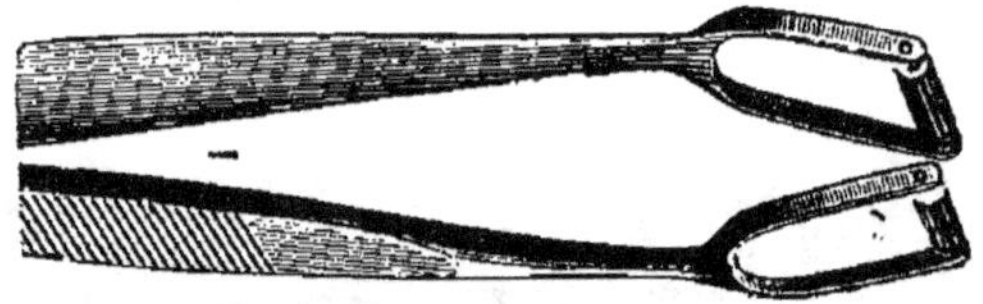

Fig. 70. — Pince à rouleaux de Knapp.

très utile pour l'expression et l'éclatement des granulations (fig. 70) qu'on avait déjà fait avec l'ongle.

La pince en fourche de Desmarres (fig. 71), reprise

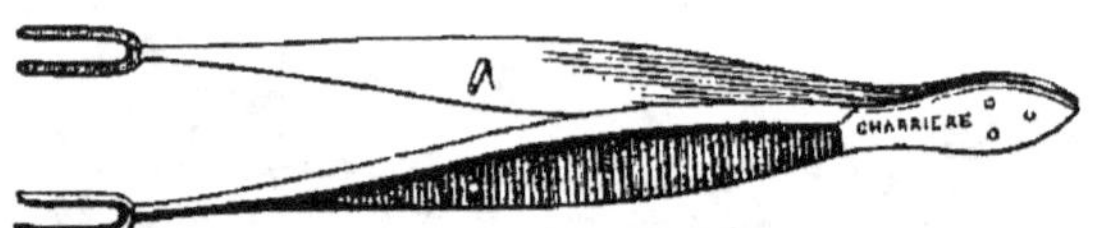

Fig. 71. — Pince en fourche de Desmarres.

et munie de griffes par MM. Panas et Lucas-Championnière, facilite les sutures et la coaptation exacte des tissus.

(1) Voy. page 158 la figure du releveur de Pellier.

Les aiguilles courbes prismatiques à chas ouvert.

Diverses aiguilles fixes (Moij, etc.) peuvent remplacer souvent l'aiguille de Reverdin et ne se détériorent pas, vu leur simplicité.

Le porte-aiguille de Sands (fig. 72), préférable aux autres porte-aiguilles avec ou sans verrou ; les premiers porte-aiguilles n'étaient que des pinces de modèles variés.

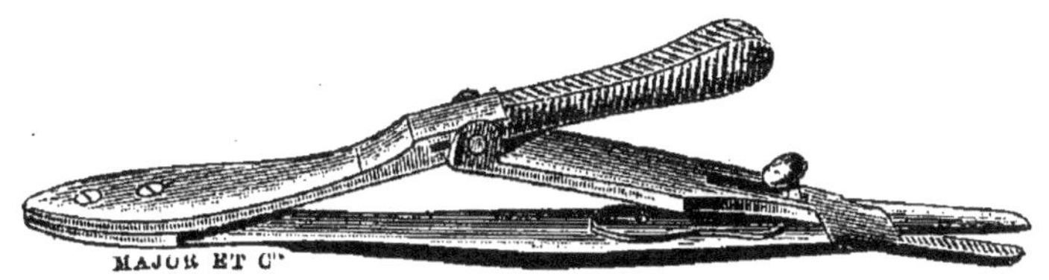

Fig. 72. — Porte-aiguille de Sands.

Des ciseaux, les uns assez forts, courbes et mousses (ciseaux de Louis) (énucléation), d'autres plus petits, mais de forme identique (strabotomie), d'autres enfin petits, courbes et très pointus (ablation de petites tumeurs, de fils, etc.), des ciseaux droits, mousses (pansements).

Des crochets mousses à strabisme, de courbure et de grandeur moyennes, et non de la grandeur démesurée et absolument inutile de certains crochets à strabisme, à olive aplatie.

De petites érignes.

Brossage des granulations. — Le brossage des granulations, si usité aujourd'hui après l'avoir été par les Grecs et les Romains de mille manières (blépharoxystron [fig. 74] de Paul d'Egine), a été repris au XVIIe siècle par Woolhouse, dont voici (fig. 73)

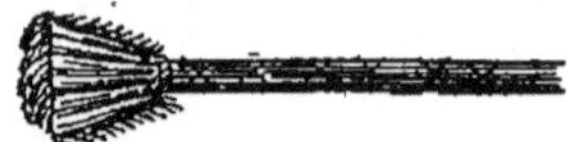

Fig. 73. — Brosse de Woolhouse.

la *brosse oculaire*, et par ses nombreux élèves, Mauchart entre autres.

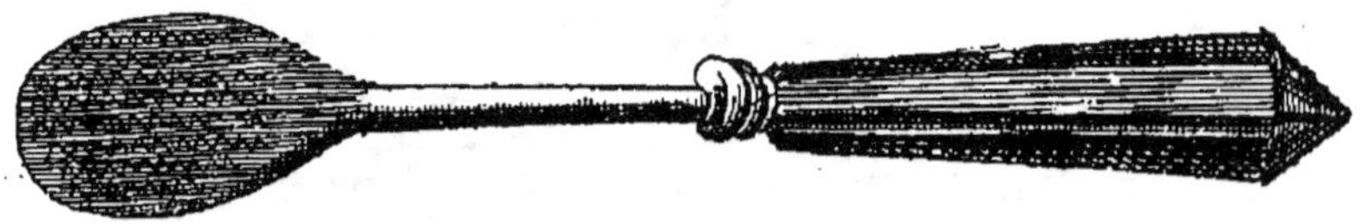

Fig. 74. — Blépharoxystron (Heister).

Il a reparu une fois de plus dans ces dernières années (Sattler, Abadie, Darier) et se fait avec une brosse à dents. Le *hersage* a été repris, il y a déjà longtemps, par Borelli (1), qui se servait de l'instrument figuré ci-dessous (fig. 75).

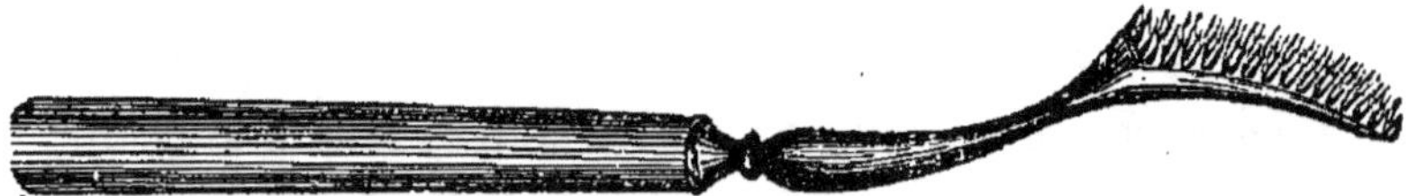

Fig. 75. — Cardeur de Borelli.

Le *piquage*, repris par Mariano (2), vient d'être modifié et recommandé de nouveau (Vacher, Armai-

(1) Borelli, Cong. d'opht. de Paris, 1862.
(2) Mariano, *Ann. d'ocul.*, 1864.

gnac). Il ne nécessite que la simple aiguille à tatouage.

Retournement total des paupières supérieures. —Malgré de patientes recherches, on ne trouve pas avant notre siècle des tentatives bien nettes pour mettre complètement à nu le cul-de-sac conjonctival supérieur, dans les conjonctivites granuleuses ou purulentes, et l'atteindre directement. Les épidémies granuleuses en Belgique, qui ont en-

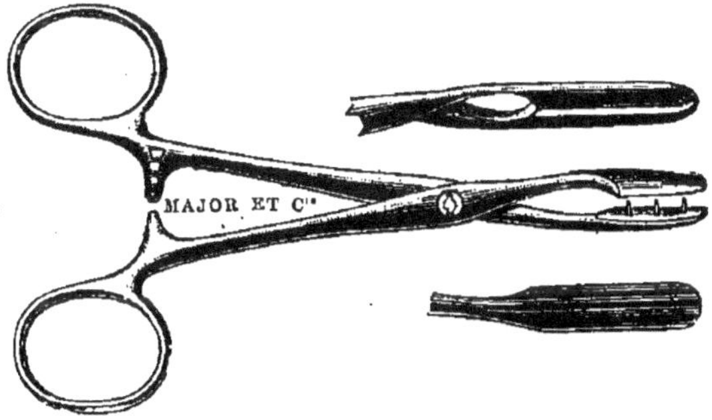

Fig. 76. — Pince de Darier.

gendré tant de travaux divers, entraînèrent cependant peu à peu les praticiens à chercher dans la région inexplorée du cul-de-sac des granulations jusque-là inattaquées et le germe des récidives. Van Lyl et Buys (1), à peu près simultanément, recommandèrent l'emploi d'un petit V métallique ou d'une spatule pour l'appuyer, une fois la paupière retournée, sous le rebord tarsien, le soulever et permettre au pinceau d'aller cautériser directe-

(1) Buys, *Ann. d'ocul.*, 1849.

ment le cul-de-sac étalé (fig. 78). Plus près de nous, suivant le procédé de Sattler, Abadie, Darier, on exécute le retournement en saisissant avec une pince hémostatique (fig. 76), quelquefois munie de pointes aiguës, la paupière, et on enroule littéralement celle-ci sur la pince. Cet instrument peut

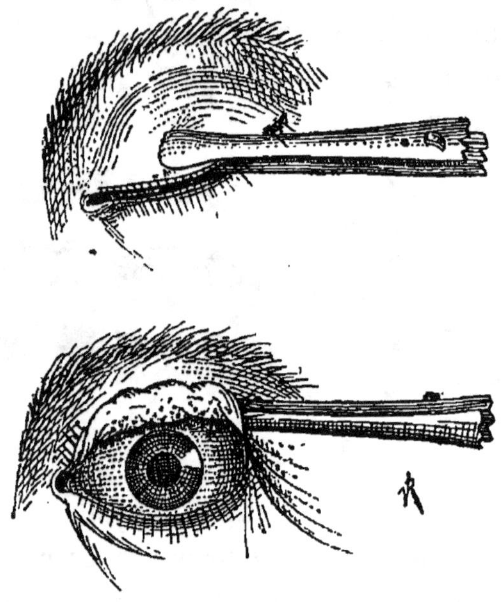

Fig. 77. — Retournement des paupières.

aisément se remplacer par le suivant, qui, moyennant une injection de 4 à 5 gouttes de cocaïne à 1 p. 100 *sous la peau* de la paupière, est parfaitement toléré et donne un renversement aussi complet que possible. Il suffit d'employer la banale pince à fixation (celle à pression continue, par exemple) et de saisir

la paupière vers sa partie interne, près du bord ciliaire, en prenant d'un côté la conjonctive, et de
l'autre la peau entre les mors (fig. 77). On doit faire
éroder légèrement les mors de la pince ou la munir
de petites palettes mousses rainées. On fait alors rouler entre ses doigts la paupière enroulée, comme
on fait rouler un porte-plume. — Un autre moyen,

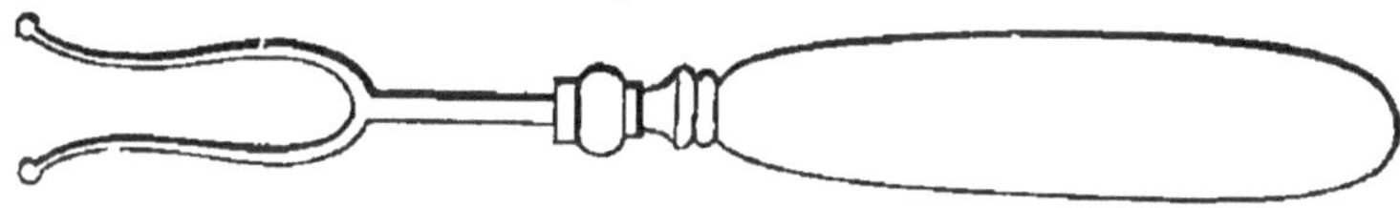

Fig. 78. — Releveur de Buys.

un peu moins complet, et dont l'idée revient à
Cunier, est d'employer la spatule, le releveur de
Desmarres, ou une épingle à cheveux coudée ; on
l'introduit *du côté de la peau*, on luxe le cartilage et,
en soulevant la paupière, on met à découvert tout le
cul-de-sac supérieur qu'il est facile d'aller badi-
geonner ou traiter. Il n'y a, suivant ce procédé,
même plus la légère pression de la pince à fixer.

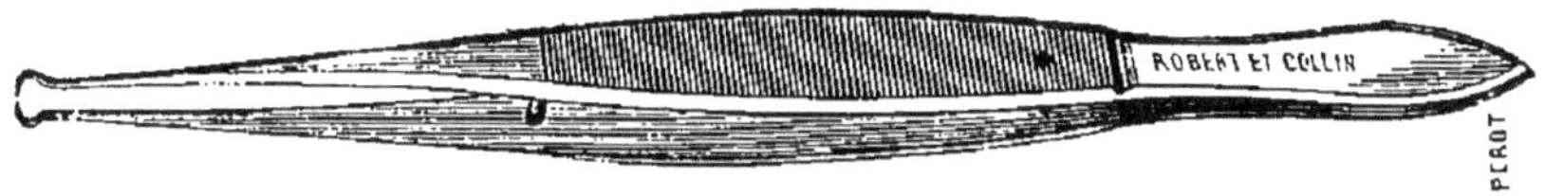

Fig. 79. — Pince-érigne.

Pince - érigne. — Cet instrument (fig. 79) est
extrêmement utile et nous nous en servons journellement pour l'ablation du chalazion, de la glande

lacrymale palpébrale, d'une foule de petites tumeurs, du staphylome cornéen, et bien d'autres opérations.

Il remplace presque toujours pour nous l'érigne, beaucoup moins maniable, et avec laquelle on charge trop ou trop peu. La pince-érigne nous sert aussi pour soulever le globe pendant l'énucléation, en accrochant solidement la sclérotique. Dans certains cas d'yeux énormes, difficiles à attirer, on peut employer la griffe-cuiller de Terson père, qui soulève le globe, le harponne et le protège contre les ciseaux courbes (fig. 80). Elle est préférable aux

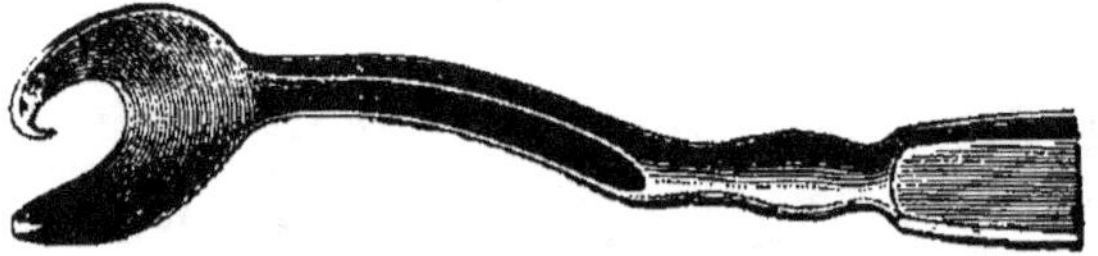

Fig. 80. — Griffe-cuiller de Terson père.

cuillers de Weltz et de Trélat. Bartisch, au XVIᵉ siècle, se servait déjà pour l'énucléation d'une cuiller, mais c'était une cuiller tranchante.

Notre modèle de pince-érigne possède un verrou pour pouvoir faire momentanément, s'il y a lieu, une prise fixe.

La pince-érigne, à un ou plusieurs crochets, issue des antiques tenaculums et crochets, est un ancien instrument (Pellier, Maunoir, Andrœe, Daviers), qui mérite d'être replacé dans l'arsenal courant de la chirurgie oculaire.

Pour les *tumeurs orbitaires*, de fortes pinces-érignes, des rugines, une sonde cannelée à bout perforé sont utiles.

Pour curer le chalazion, on emploiera, soit, pour les petits chalazions à tarauder, de petites curettes tranchantes, soit, pour les grands chalazions, les curettes à lupus, en particulier les excellents modèles de Vidal.

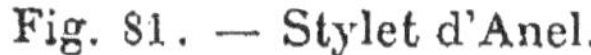

Fig. 81. — Stylet d'Anel.

Fig. 82. — Sondes de Galezowski.

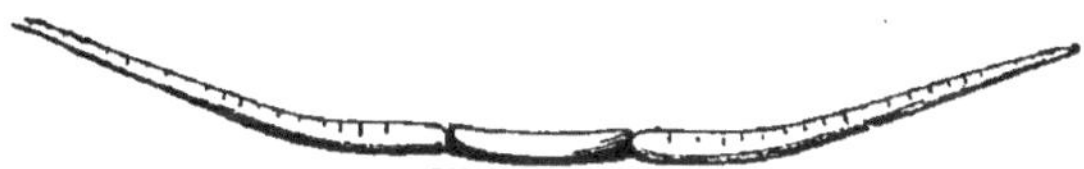

Fig. 83. — Sonde biconique de Weber.

Un rasoir pourra être utile pour raser la joue et les sourcils.

Pour les *voies lacrymales*, un stylet dilatateur conique ou, à défaut, une simple épingle émoussée; des sondes olivaires, comme beaucoup de sondes très anciennes, comme l'était celle d'Anel (fig. 81) et comme le sont celles de Galezowski (fig. 82); les sondes cylindriques de Bowman sont des instruments bien inférieurs aux sondes olivaires (n°s 1 à 5,

11.

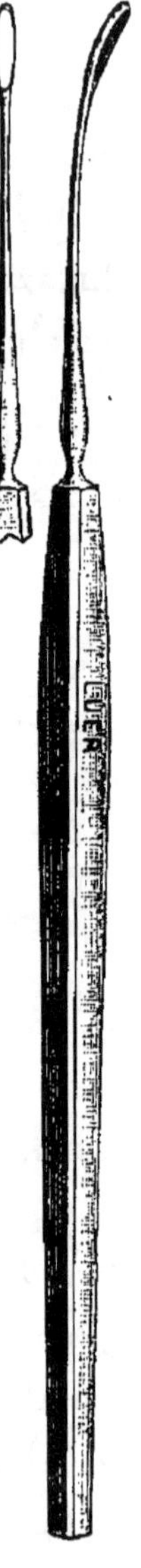

dont le n° 2 est le numéro le plus utile), qui jouent le rôle du précieux explorateur à boule pour l'urètre; la grosse sonde conique de Weber (fig. 83), le meilleur des dilatateurs, peut réaliser la *divulsion* de certains rétrécissements à forcer. La curette fenêtrée courbe (fig. 84) de Terson père, réduction des curettes utérines, facilite l'*écouvillonnage* des voies lacrymales.

Le couteau boutonné de Weber (fig. 85), variété des grands et petits bistouris boutonnés qui existent de tous les temps (1), même pour

(1) On les trouve figurés dans les divers livres sur les instruments de chirurgie, en particulier dans Scultet. Nous devons rappeler que la Faculté de Paris en possède des modèles antiques venus de l'ancienne

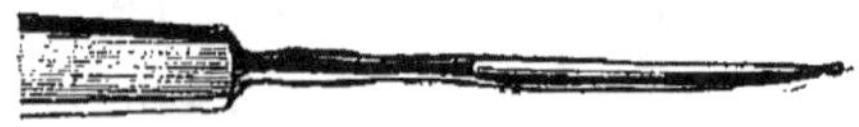

Fig. 84. — Curette fenêtrée de Terson père.

Fig. 85. — Couteau de Weber.

les opérations oculaires (Celse, Scultet) (fig. 86).

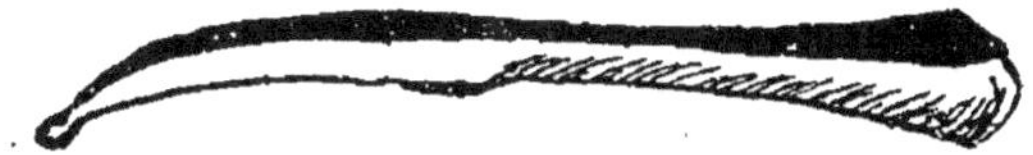

Fig. 86. — Bistouri boutonné pour les opérations oculaires
(Scultet).

Le couteau de Stilling, simple bistouri mousse
(fig. 87).

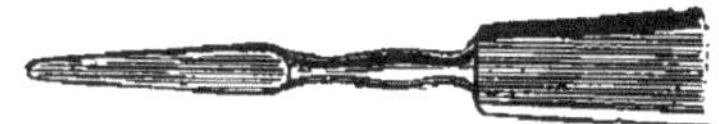

Fig. 87. — Couteau de Stilling.

Cautères. — Les cautères à voies lacrymales,
d'anciens et nombreux modèles (1) (cautère en tête

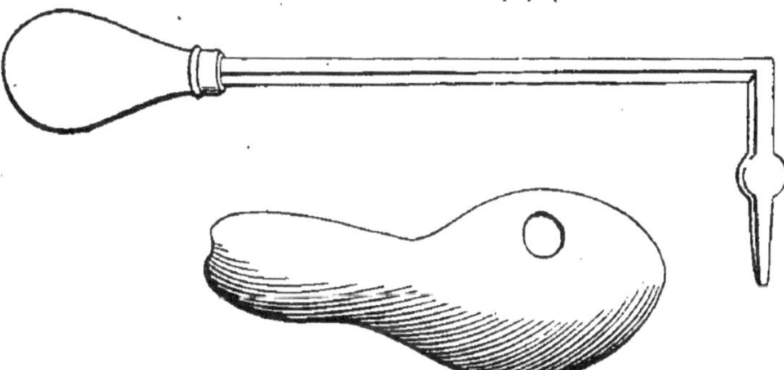

Fig. 88. — Cautère pour le sac lacrymal (Ambroise Paré).

de moineau ou à bouton (fig. 89), de Paul d'Egine,

Égypte, et donnés par Clot-bey, ainsi que des pinces, des
bistouris divers, des couteaux lancéolaires et des curettes.

(1) Consulter l'intéressant livre de Deneffe (J.-B. Baillière
et fils, 1894) sur les instruments d'oculistes gallo-romains
conservés au Musée de Saint-Germain, et dont il donne de
nombreuses photographies.

d'Ambroise Paré (fig. 88), de Scultet, se font actuellement en platine et se montent sur le thermocautère (fig. 90) de Paquelin. Une aiguille à tricoter sur

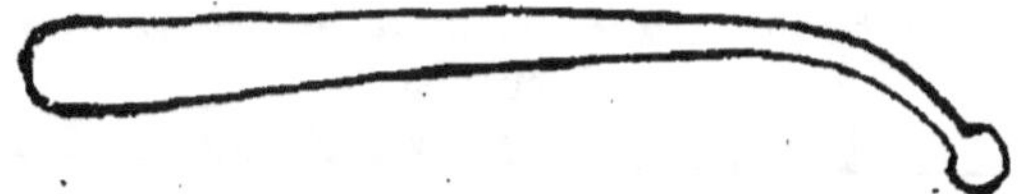

Fig. 89. — Cautère à bouton (Scultet).

bouchon, un gros crochet à strabisme rougi ou un petit cautère en acier, peuvent servir pour la cornée. Le galvanocautère n'est pas d'une nécessité absolue,

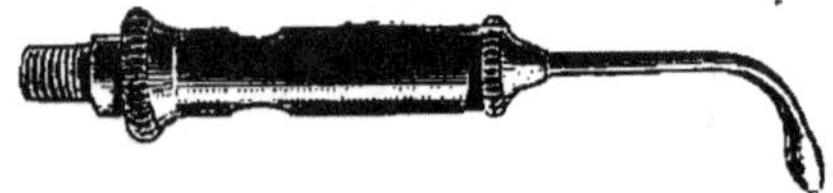

Fig. 90. — Thermocautère lacrymal de Panas.

si l'on possède les divers instruments précédents.

Un canepin (tambour en peau fine) permet de vérifier les pointes et tranchants des instruments.

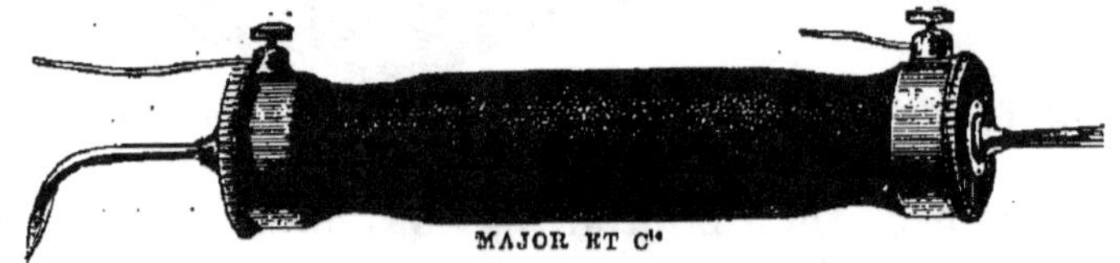

Fig. 91. — Électro-aimant de Hirschberg.

Quelques instruments exceptionnels peuvent être acquis par l'oculiste soucieux d'être muni des derniers perfectionnements, surtout pour l'électri-

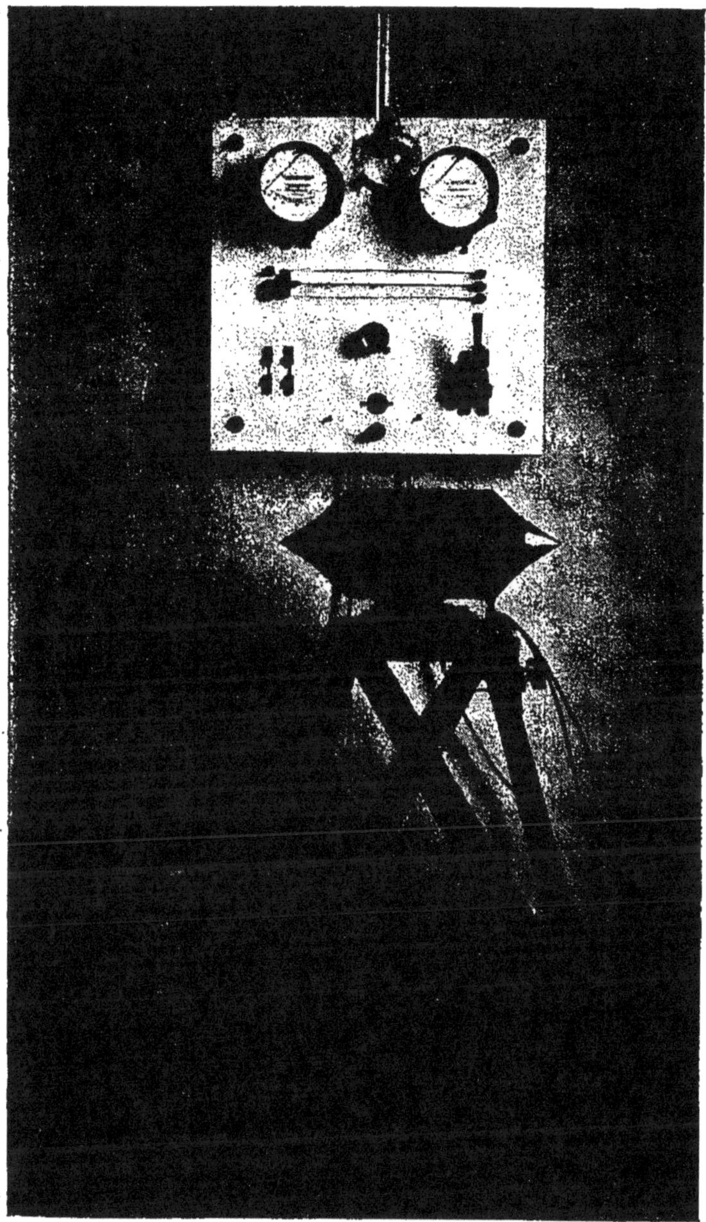

Fig. 92. — Électro-aimant de Haab.

cité, dont l'emploi a tant fait de progrès pratiques depuis un siècle (1).

S'il a la source électrique de la ville, il pourra l'utiliser (sinon, il se servira d'accumulateurs), avec un tableau muni d'un galvanomètre qui lui donnera à la fois l'électrolyse, si fréquemment utile, la galvanocautérisation, la lumière électrique (photophore, éclairage par transparence du globe oculaire), l'électro-aimant (Mac Keown), bien supérieur à l'aimant (F. de Hilden) pour corps étrangers magnétiques (modèle Hirschberg) (fig. 91). Le modèle de Haab et les similaires (Schlösser) (fig. 92) sont d'un prix fort élevé (2), mais peuvent exceptionnellement rendre des services. Ils nécessitent une installation électrique très complète. L'électricité peut encore faire marcher l'explorateur à balles (Trouvé) que nous avons employé pour l'extraction d'une balle dans l'orbite, opération que l'*orbitoscopie radiographique* peut rendre plus sûre et plus fréquente. Pour ces deux appareils, de même que pour l'appareil de Gérard-Gallemaerts, un fabricant d'instruments pourrait les louer au besoin, d'autant plus que leur mise en mouvement et leur entretien nécessitent des soins absolument techniques et constants, comme tant d'appareils électriques.

(1) Consulter . Pansier, Traité d'électrothérapie oculaire. Paris, 1896.

(2) L'appareil de Haab est complètement décrit dans les *Deutschmann's Beitrage fur Augenheilkunde*, 1894.

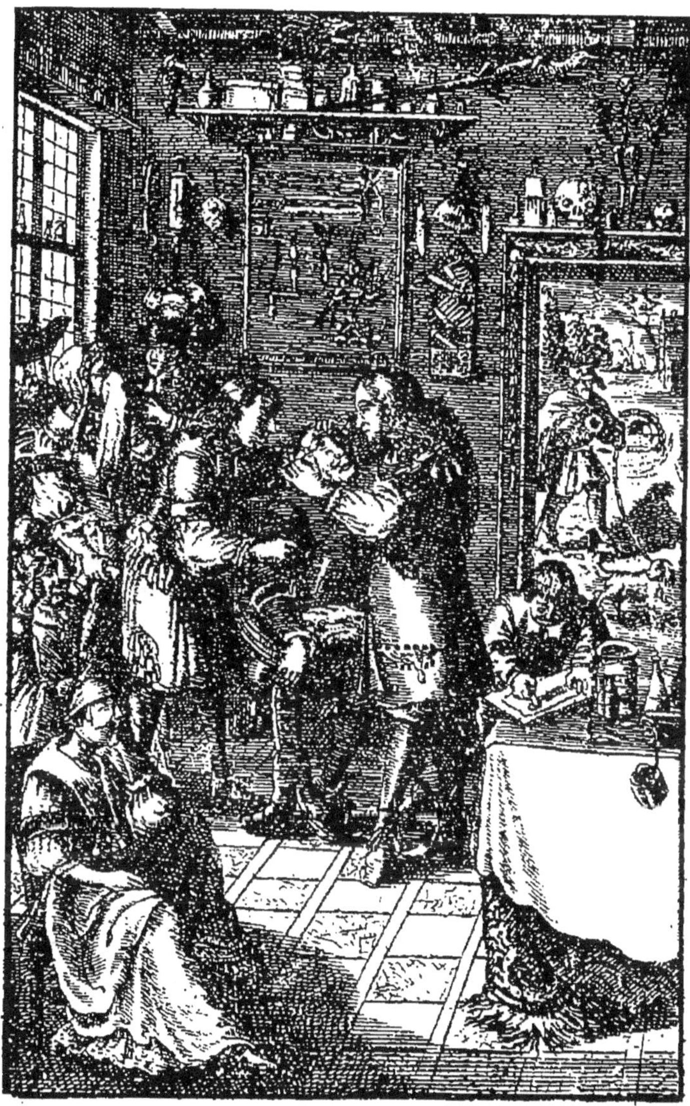

Fig. 93. — Un ancien cabinet d'oculiste.

Le lit d'opérations sera métallique, facile à repeindre, et non en verre et nickel. Le serre-tête est généralement inutile et souvent dangereux, quand le malade se relève inopinément et se rejette brusquement en arrière (éternuement, convulsion, etc.). Il peut se faire ainsi de violentes contusions et se scalper presque sur un serre-tête métallique. On emploiera un simple rond de cuir où la tête s'encastre naturellement et on n'adaptera le serre-tête que dans des cas absolument exceptionnels (1). Un lit roulant peut rendre service pour le transport des malades, comme en chirurgie générale.

A côté du lit d'opération, la fontaine pour le lavage des mains, le matériel d'irrigation et les cuvettes à instruments que nous avons signalés. Enfin l'appareil d'éclairage (lampe, gaz, électricité).

Les instruments, placés dans une vitrine nickelée, plus élégante que l'ancienne vitrine qui figure dans les anciennes gravures qui représentent les opérations des vieux maîtres (fig. 93), avec cupules de chlorure de calcium pour empêcher la rouille, seront transportés en ville dans une boîte en noyer construite sur les indications du chirurgien, plus propre que l'ancienne boîte à velours poussiéreux, moins détériorable qu'une boîte entièrement nickelée.

Nous n'avons pas mentionné, bien entendu, une

(1) Un simple fauteuil à appuie-tête suffit pour les petites opérations (cathétérisme, etc.).

foule d'instruments inutiles, abandonnés, ou de mécanisme compliqué et servant par exemple à faire en un *seul temps* une opération avec un *seul instrument*. C'est ainsi qu'on en a créé pour la fixation et la section simultanée de la cornée, la canthoplastie, l'ablation de la cornée, l'iridectomie et bien d'autres opérations. Si l'on nous permet l'expression, le meilleur orchestre n'est pas celui où un seul musicien joue de tous les instruments à la fois. Du reste, ces appareils étranges se détériorent rapidement et sont toujours bien inférieurs aux instruments simples.

Il nous a paru intéressant de constater les progrès réels de l'instrumentation chirurgicale en montrant l'évolution des instruments typiques qui réalisent une formelle indication. Du reste, rien de ce qui touche aux instruments ne saurait rester étranger au chirurgien, qui doit s'y intéresser sans relâche. « Desault attachait beaucoup d'importance à la confection de ses instruments. Qu'il me montre ses instruments, disait Louis, en parlant d'un chirurgien qu'on lui vantait, et je vous dirai ce que je pense de lui. » (Henry.)

Consulter, en plus des travaux signalés, les ouvrages suivants :

A. PARÉ, Œuvres complètes, édition Malgaigne. Paris, 1840.

SCULTET, Armamentarium chirurgicum, 1662, in-8°; traduit en français. Lyon, 1675, in-4°.

J.-L. PETIT, Traité des maladies chirurgicales et des opérations qui leur conviennent. Paris, 1790, 3 vol.

Pellier de Quengsy, Cours d'opérations sur les yeux. Montpellier, 1789.

Brambilla (J.-Alex.), Instrumentarium chirurgicum viennense. Vindobonae, 1780, in fol. avec planches.

Wenzel, Manuel de l'oculiste. Paris, 1808, 2 vol.

Lachmann. Instr. ad cornæ sectionem. Göttingue, 1821.

Blasius, Abbildungen oder Darstellung der blutigen chirurgischen Operationen und der für dieselben erfund. Werkzeuge. Berlin, 1833.

Gaujot et Spillmann, Arsenal de la chirurgie contemporaine, description, mode d'emploi et appréciation des appareils et instruments. Paris, 1867-1872, 2 vol. avec figures intercalées dans le texte. (Voy. le t. II, p. 331 à 436.)

Landolt, Une boîte d'instruments (*Arch. d'ophtalm.*, 1880).

Guy de Chauliac, Henri de Mondeville et Franco, éditions publiées par Nicaise. Paris, 1890-1895.

Espérandieu, Recueil des cachets d'oculistes romains, Paris, 1894.

III

INSTRUMENTS A PRÉPARER POUR LES PRINCIPALES OPÉRATIONS.

Toutes les opérations nécessitent le même appareil d'*irrigation* préalable que nous avons mentionné, et les instruments pour l'*anesthésie* générale ou locale.

EXTRACTION DE LA CATARACTE.

Blépharostat, pince à fixer;
Couteau droit ou couteau courbe ;
Kystitome coudé, pince à iris et pince-ciseaux, curette, stylet plat ;
Crochet coudé ;
Avoir toujours sous la main : ciseaux courbes mousses pour agrandir la plaie, pince-kystectome, curette large.

OPÉRATION DE LA CATARACTE SECONDAIRE.

Blépharostat, lance courbe, pince à fixer ;
Pinces à membranule ;
Crochet de Tyrrell ;
Kystitome (discission) ;
Pince-ciseaux (irido-capsulotomie).

IRIDECTOMIE, CORÉLYSIS, SYNÉCHOTOMIE.

Blépharostat, pince à fixer;
Lance courbe ou couteau étroit ;

Crochet de Tyrrell;
Pince à iris et pince-ciseaux, stylet plat.

PARACENTÈSE.

Blépharostat et pince à fixer, aiguille à paracentèse ou lance courbe.

TATOUAGE.

Blépharostat, crochet à strabisme pour fixer en appuyant sur le cul-de-sac, faisceau d'aiguilles, encre de Chine, curette.

ABLATION DU STAPHYLOME.

Blépharostat, pince à fixer, couteau droit ou courbe, ciseaux courbes;
Pinces à griffes, pince-érigne;
Porte-aiguilles et aiguilles enfilées de soie 00.

SCLÉROTOMIE ANTÉRIEURE.

Blépharostat et pince à fixer, couteau droit ou courbe;
Pince à iris, pince-ciseaux (scléro-iridectomie, s'il y a lieu); Stylet plat.

SCLÉROTOMIE POSTÉRIEURE.

Blépharostat, pince à fixer, couteau droit ou courbe.

TUMEURS DE LA CONJONCTIVE, GRANULATIONS.

Blépharostat et pince à fixer, pince à griffes, bistouri;
Ciseaux courbes;
Curette tranchante, brosse à dents;
Pince-étrier à rouleaux;
Scarificateur, thermocautère.

EXENTÉRATION DE L'OEIL.

Mêmes instruments que pour les opérations sur la conjonctive et l'orbite, plus une très large curette demi-mousse.

OPÉRATION DU STRABISME.

Blépharostat et pince à fixer, 2 pinces à griffes ;
Fins ciseaux mousses et courbes ;
2 crochets à strabisme ;
Aiguilles courbes prismatiques enfilées de soie 0 (avancement) ;
Porte-aiguille.

ÉNUCLÉATION.

Mêmes instruments, avec, en plus, une griffe-cuiller de Terson père, une pince-érigne et une paire de gros ciseaux mousses courbes.

CORPS ÉTRANGERS DE LA CORNÉE.

Aiguille (ou gouge) spéciale ou aiguille à discission émoussée. Appareil électro-aimanté, dans certains cas.

CORPS ÉTRANGERS DE LA CHAMBRE ANTÉRIEURE.

Crochet de Tyrrell, pince à caillots, pince à griffes, instruments pour l'iridectomie ; spatule, curette à cataracte.

CORPS ÉTRANGERS DU CORPS VITRÉ.

Pince-curette de A. Terson (corps non magnétiques) ;
Appareils électro-aimantés (corps magnétiques) ;
Radiographie préalable ;
Instruments pour l'exentération et l'énucléation.

LUXATION DU CRISTALLIN.

Longue aiguille ;

Blépharostat, pince à fixer ;

Couteau, instruments pour iridectomie, anse à cristallin, large curette, pince-curette.

CORPS ÉTRANGERS DE L'ORBITE.

Bistouri et sondes, pinces à griffes, pinces hémostatiques ;

Dans certains cas, s'assurer d'un explorateur électrique (plomb, cuivre, etc.) ;

Radiographie préalable (orbitoscopie).

PONCTIONS, EXENTÉRATION DE L'ORBITE, TUMEURS, EXTIRPATION DE LA GLANDE ORBITAIRE, ETC.

Bistouri, ciseaux courbes, releveurs des paupières ;

Instruments pour l'énucléation ;

Pinces hémostatiques ;

Rugines et pince-érigne, thermocautère ;

Aiguilles à suture et porte-aiguilles ;

Sonde cannelée ;

Seringue aspiratrice.

OPÉRATIONS SUR LES PAUPIÈRES, TRICHIASIS, BLÉPHAROPLASTIES, TUMEURS, ETC.

Plaque de corne ou d'aluminium ;

Pinces fenêtrées, curette tranchante ;

Petits bistouris ;

Pinces hémostatiques ;

Rasoir ;

Pince à fourche Desmarres-Panas ;

Fins ciseaux courbes pointus ;

Aiguilles enfilées de soie 00 ;

Aiguille sur manche ;
Porte-aiguilles ;
Pinces à griffes.

CANTHOPLASTIE.

Blépharostat, ciseaux droits, pinces à griffes, porte-aiguilles, serre-fines hémostatiques ;
Aiguilles à suture, soie 00.

EXTIRPATION DES GLANDES LACRYMALES PALPÉBRALES.

Petit releveur palpébral, pince à fixer, bistouri ;
Petite pince hémostatique, pince-érigne ;
Fins ciseaux courbes et pointus ;
Pinces à griffes.

INCISION DES POINTS LACRYMAUX, SONDAGES, ETC.

Couteau boutonné, stylet conique;
Sondes olivaires, grosse sonde biconique ;
Couteau de Stilling ;
Seringue stérilisable avec canules courbes et droites pour instillations et injections.

CURETTAGE DU SAC LACRYMAL.

a) *Sans incision cutanée :*
Sonde ordinaire n°s 3 à 5 ;
Sonde de Weber ;
Curette fenêtrée de Terson père.
b) *Avec incision cutanée :*
Bistouri ;
2 érignes ;
Curette tranchante.

DESTRUCTION DU SAC LACRYMAL.

Bistouri, sondes ;
Pinces à griffes et hémostatiques, érignes ;
Curette tranchante, thermocautère à boule.

IV

BOITES D'INSTRUMENTS

1° BOITE POUR ANESTHÉSIE, ANTISEPSIE, SUTURES
ET PANSEMENTS.

1 Masque à chloroforme.
1 Pince à langue à 1 dent.
1 Pince-longuette dite de Lister.
1 Flacon de chloroforme, en verre noir.
1 Tube de vaseline stérilisée.
Œillères de faïence ou de métal.
Ampoules de cocaïne à 1 p. 20, à 1 p. 40, à 1 p. 100,
d'atropine et d'ésérine.
Ampoules d'extrait de capsules surrénales.
Tubes ou pots de pommades antiseptiques.
Flacons cachetés contenant des soies noires 0 et 00, et
des catguts 0 et 00, stérilisés.
Pansements en boîtes ou en tubes stérilisés, bouchés à
l'ouate et avec capuchon de caoutchouc ou avec bouchon
métallique vissé, contenant la gaze stérilisée, des tam-
pons et des gâteaux d'ouate.
Bobines de soie 0 et 00.
Flacon à collodion thymolé.
Savon au thymol.
Vide-bouteille.
2 Canules à irrigations, droite et courbe.
Bassin réniforme.
1 Flacon de bicarbonate de soude.

Drains.

1 Flacon de la solution mère biiodure ou de permanganate de chaux.

Spatule métallique.

2° BOITE D'INSTRUMENTS DE CHIRURGIE.

2 Releveurs de Desmarres.

1 Blépharostat de A. Terson.

1 Aiguille à tatouage.

1 Pince à fixer à verrou.

1 Pince à fixer de Vacher à mors arrondis.

2 Pinces courbes à iris (Desmarres, Liebreich).

1 Pince-ciseaux à une branche pointue de Wecker.

1 Pince kystectome de Terson père.

1 Pince à doubles mors de Desmarres-Panas.

1 Pince à membranule de Panas.

1 Pince-curette de A. Terson.

2 Pinces à griffes.

2 Étroits couteaux de Græfe.

1 Couteau mousse de Desmarres.

2 Couteaux de A. Terson.

2 Couteaux lancéolaires courbes.

1 Aiguille à paracentèse de Desmarres.

1 Aiguille à corps étrangers.

1 Kystitome.

1 Curette de Græfe.

1 Curette très large, ronde, demi-mousse, pour curage.

1 Anse à cristallin.

1 Crochet coudé à cristallin.

1 Crochet de Tyrrell.

1 Stylet conique.

1 Seringue en verre, à piston stérilisable et à canules pour instillations, injections et aspiration.

Petit cautère à boule d'acier.

Sondes olivaires de Galezowski (n°s 1 à 5).

A. TERSON. — Technique ophtal. 12

1 Sonde biconique de Weber.
1 Couteau de Weber, droit.
1 Couteau de Stilling.
1 Scarificateur de Desmarres.
1 Pince à rouleaux de Knapp.
1 Pince fenêtrée de Desmarres.
2 Bistouris à paupières.
1 Plaque à paupières.
4 Petites pinces hémostatiques.
2 Érignes.
1 Pince-érigne à verrou.
12 Aiguilles courbes prismatiques.
1 Porte-aiguilles de Sands.
1 Aiguille courbe de Reverdin.
1 Pince à cils.
Ciseaux courbes pointus.
—   mousses à strabisme.
—   plus forts pour énucléation.
1 Griffe à énucléation de Terson père.
1 Curette longue fenêtrée de Terson père.
1 Curette de Vidal et curette plus petite (chalazion).
2 Crochets à strabisme.
1 Sonde cannelée à bout perforé.
1 Pince à fils.
1 Rasoir.
1 Canepin.
1 Boîte en noyer.

1 Petite seringue stérilisable à injections hypodermiques et intramusculaires.
Thermocautère avec couteau, pointe, olive.
Dans leurs boîtes spéciales.

FIN.

TABLE DES MATIÈRES

TROISIÈME PARTIE

9671-97. — CORBEIL. IMP. ÉD. CRÉTÉ

Dictionnaire de médecine, de chirurgie, de pharmacie, de l'art vétérinaire et des sciences qui s'y rapportent, par EMILE LITTRÉ, membre de l'Académie française et de l'Académie de médecine. Ouvrage contenant la synonymie *grecque, latine, allemande, anglaise, italienne et espagnole. 18ᵉ édition* mise au courant des progrès des sciences médicales et biologiques et de la pratique journalière. 1898, 1 vol. gr. in-8 de 1904 pages à 2 colonnes avec 600 figures, cartonné.......................... **20** fr.

Relié en demi-maroquin, plats toile...................... **25** fr.

Mise au courant des progrès de la science et de la pratique, la *dix-septième édition* du *Dictionnaire de médecine* de LITTRÉ contient beaucoup d'articles nouveaux, qui n'existaient pas dans les éditions antérieures.

Cet ouvrage comprend la Physique et la Chimie, l'Histoire naturelle, l'Anatomie comparée, l'Anatomie humaine normale et morbide, la Physiologie et la Pathologie générale surtout au point de vue de leurs relations avec la médecine.

La Médecine et la Chirurgie proprement dites, tant sous le rapport théorique que pratique, les Médicaments nouveaux, les Opérations nouvelles, les Microbes nouvellement déterminés, les Maladies récemment décrites ont été l'objet d'articles importants.

L'hygiène publique et la salubrité, la prophylaxie des maladies contagieuses, les procédés de désinfection, de stérilisation, d'antisepsie, qui attirent de plus en plus l'attention, n'ont pas été omis. Les sciences médicales et vétérinaires s'éclairant et se complétant mutuellement, l'Anatomie, la Physiologie, la Pathologie, la Thérapeutique, l'Hygiène vétérinaire, sont l'objet d'articles spéciaux.

Tel qu'il est aujourd'hui, le *Dictionnaire de médecine* de LITTRÉ n'est pas seulement une liste de mots accompagnés d'explications succinctes, un vocabulaire dont les définitions sont d'ailleurs irréprochables, le nom de LITTRÉ étant au point de vue philologique une garantie absolue ; il est descriptif non moins qu'explicatif, il donne le moyen de comprendre toutes les locutions usuelles dans les sciences médicales ; il permet, par la multiplicité de ses articles, d'éviter des recherches dont l'érudition la plus vaste ne saurait aujourd'hui se dispenser ; il forme en même temps une encyclopédie complète, présentant un tableau exact de nos connaissances, mis au courant des progrès de la science et des besoins usuels de la pratique journalière.

Nouveau dictionnaire de médecine et de chirurgie pratiques, publié sous la direction de M. le Dʳ S. JACCOUD, professeur à la Faculté de médecine de Paris, 40 volumes in-8, comprenant ensemble 33000 pages, avec 3660 figures............... **400** fr.

Le dictionnaire de JACCOUD, terminé il y a cinq ans, n'a pas vieilli, parce que c'est surtout un livre de pratique, où les théories, seules sujettes à changement, ont été à dessein laissées de côté.

La pathologie et la clinique n'ont pas changé, et les praticiens qui ont donné leurs concours à cette œuvre considérable sont toujours les maîtres les plus renommés de nos hôpitaux et de nos facultés. Il nous suffira de citer, parmi les collaborateurs de cette encyclopédie, les noms de MM. BROUARDEL, BOUILLY, BRISSAUD, CHAUFFARD, DIEULAFOY, DOLÉRIS, M. DUVAL, A. FOURNIER, BALLET, HALLOPEAU, HARDY, JACCOUD, LABADIE-LAGRAVE, LANNELONGUE, LE DENTU, LETULLE, LEPINE, PANAS, PROUST, J. ROCHARD, RICHET, Germain SÉE, SCHWARTZ, Jules SIMON, STRAUS, TARNIER, etc.

Si la thérapeutique s'est enrichie pendant ces dernières années de médicaments nouveaux et de médications nouvelles, et si la chirurgie a modifié quelques-unes de ses méthodes opératoires, toutes ces nouveautés se trouvent consignées dans le supplément qui forme le Tome XL et dernier de l'ouvrage.

Aide-mémoire de médecine, de chirurgie et d'accouchements, vade-mecum du praticien, par le Dʳ CORLIEU, 5ᵉ *édition*, mise au courant des progrès de la thérapeutique journalière. 1895, 1 vol. in-18 jésus de 750 pages avec 450 fig. cart......... **7** fr.

Le Carnet du médecin, tableaux du pouls, de la respiration et de la température, comptabilité. 1 cahier oblong cartonné.. **1** fr.

PATHOLOGIE ET CLINIQUE MÉDICALES

Nouveaux éléments de pathologie médicale, par A. LAVERAN, professeur au Val-de-Grâce, membre de l'Académie de médecine, et J. TEISSIER, professeur à la Faculté de médecine de Lyon, 4e *édition*. 1894, 2 vol. in-8 de 1866 pages avec 125 figures.... **22 fr.**

Le premier livre de médecine, manuel de propédeutique pour le stage hospitalier, par les Drs BOUGLÉ, prosecteur à la Faculté de médecine de Paris et CAVASSE, interne des hôpitaux. 1897, 2 vol. in-16 de 900 pages avec figures................. **10 fr.**

Clinique médicale de l'Hôtel-Dieu de Paris, par les professeurs TROUSSEAU et PETER. 9e *édition*, 1898, 3 vol. in-8, ensemble 2,616 pages.......................... **32 fr.**

Clinique médicale de l'Hôtel-Dieu de Lyon, par le Dr S. PERRET. 1887, 1 vol. in-8 de 504 pages...................... **8 fr.**

Clinique médicale de l'Hôtel-Dieu de Rouen, par le Dr LEUDET. 1874, 1 vol. in-8 de 650 pages...................... **8 fr.**

Clinique médicale de la Pitié, par le Dr GALLARD. 1877, 1 vol. in-8 de 636 pages........................... **10 fr.**

Guide du médecin praticien, par VALLEIX et LORAIN. 5e *édition*, 1865, 5 vol. gr. in-8 de 800 pages..................... **50 fr.**

MALADIES MICROBIENNES

Traité des maladies infectieuses, par les professeurs GRIESINGER et VALLIN. 2e *édition*. 1877, 1 vol. in-8 de 742 pages....... **10 fr.**

Traité des maladies épidémiques, par L. COLIN, inspecteur du service de santé de l'armée. 1879, 1 vol. in-8 de 1032 p. **16 fr.**

Les pyosepticémies médicales, par le Dr G. ÉTIENNE. 1893, 1 vol. in-8 de 389 pages.......................... **7 fr.**

La fièvre typhoïde, par les Drs P. BROUARDEL et THOINOT. 1895, 1 vol. in-8 de 350 pages avec figures................. **9 fr.**

La fièvre typhoïde traitée par les bains froids, par les Drs TRIPIER et BOUVERET. 1886, 1 vol. in-8 de 641 pages. **6 fr. 50**

La grippe-influenza, par J. TEISSIER, professeur à la Faculté de médecine de Lyon. 1893, 1 vol. in-8 de 200 pages......... **5 fr.**

La grippe, par le Dr EGGER. 1894, gr. in-8, 122 pages... **3 fr. 50**

Le choléra, par le prof. LORAIN. 1868, 1 vol. gr. in-8 de 300 p. **7 fr.**

Nature parasitaire des accidents de l'impaludisme, par le Dr A. LAVERAN. 1881, in-8, 101 p., avec 2 pl.......... **3 fr. 50**

Maladies produites par les champignons parasites. Actinomycose néoplasique limitée, par le Dr DUCOR. 1896, in-8, 79 p. **2 fr.**

L'Actinomycose pulmonaire, par NAUSSAC. 1896, gr. in-8. **3 fr.**

La fièvre jaune, par le Dr SELSIS. 1880, in-8, 96 pages. **2 fr. 50**

La fièvre jaune, par le Dr FAGET. 1875, gr. in-8......... **4 fr.**

La maladie charbonneuse, par le Dr GUIPON. 1867, 1 v. in-8. **6 fr.**

Traité de la pellagre et des pseudo-pellagres, par le D^r Th. ROUSSEL. 1866, 1 vol. in-8 de 656 pages................. **10 fr.**

La tuberculose génitale chez l'homme, par le Dr VILLARD. 1894, gr. in-8, 140 pages............................ **3 fr. 50**

PATHOLOGIE EXTERNE

Nouveaux éléments de pathologie et de clinique chirurgicales générales, par F. GROSS, J. ROHMER et A. VAUTRIN, professeurs à la Faculté de médecine de Nancy, 1897, 2 vol. in-8 de 800 pages.., **14** fr.

Nouveaux éléments de pathologie et de clinique chirurgicales spéciales, par Fr. GROSS, professeur de clinique chirurgicale, J. ROHMER et A. VAUTRIN, professeurs agrégés à la Faculté de médecine de Nancy. 1892, 3 vol. in-8 de chacun 1,000 pages. **36** fr.

Encyclopédie internationale de chirurgie, par DUPLAY, GOSSELIN, VERNEUIL, professeurs à la Faculté de médecine de Paris; BOUILLY, P. SEGOND, NICAISE, Ed. SCHWARTZ, G. MARCHANT, PICQUÉ, chirurgiens des hôpitaux de Paris; OLLIER, PONCET, professeurs à la Faculté de médecine de Lyon; POUSSON (de Bordeaux), Maurice JEANNEL (de Toulouse), etc. 1888, 7 vol. gr. in-8, comprenant ensemble 6680 p., à 2 colonnes, avec 2758 figures.......... **100** fr.

Tome I. *Pathologie chirurgicale générale, maladies infectieuses et virulentes.* — Tome II. *Chirurgie générale, maladies communes à tous les tissus.* — Tome III. *Chirurgie des muscles, des nerfs et des vaisseaux lymphatiques et sanguins.* — Tome IV. *Chirurgie des os et des articulations, résections et tumeurs.* — Tome V. *Chirurgie de la tête, du cou et du rachis.* — Tome VI. *Chirurgie du larynx, du sein, de l'abdomen et de l'anus.* — Tome VII. *Chirurgie des organes génito-urinaires de l'homme et de la femme.*

Chaque volume se vend séparément..................... **17** fr. **50**

Traité de pathologie externe et de médecine opératoire, par le Dr VIDAL. 5e *édition*, 1861, 5 vol. in-8, avec 761 figures. **40** fr.

CLINIQUE CHIRURGICALE

La chirurgie journalière, leçons de clinique chirurgicale, par le Dr A. DESPRÈS, chirurgien de l'hôpital de la Charité. 4e *édition*, 1894, 1 vol. gr. in-8 de 900 p., avec figures.............. **12** fr.

Clinique chirurgicale, par U. TRÉLAT, professeur à la Faculté de médecine de Paris. 1891, 2 vol. gr. in-8 de chacun 800 pages, avec figures...................................... **30** fr.

Clinique chirurgicale, par A. RICHET (de l'Institut). 1893, 1 vol. gr. in-8 de 700 pages................................ **12** fr.

Clinique chirurgicale de l'Hôtel-Dieu de Lyon, par le Dr VALETTE. 1875, 1 vol. in-8 de 620 pages, avec figures........ **12** fr.

Chirurgie journalière des hôpitaux de Paris, par le Dr GILLETTE. 1877, 1 vol. in-8 de 772 p., avec 662 fig., cart.... **12** fr.

Éléments de chirurgie clinique, comprenant le diagnostic chirurgical, les opérations, le traitement des blessés et des opérés, par Félix GUYON, professeur à la Faculté de médecine de Paris. 1873, 1 vol. in-8 de 662 pages, avec 63 figures.................. **12** fr.

Chirurgie orthopédique. Thérapeutique des difformités congénitales ou acquises, par le D^r DE SAINT-GERMAIN. 1873, 1 vol. in-8 de 651 pages, avec 129 fig............................... **9** fr.

Leçons cliniques de chirurgie orthopédique, par le Dr PHOCAS. 1895, 1 vol. in-8 de 524 pages................................ **8** fr.

CHIRURGIE

THÉRAPEUTIQUE CHIRURGICALE

Précis de thérapeutique chirurgicale et de petite chirurgie, asepsie, antisepsie, pansements et bandages, par le Dr DECAYE, 2e *édition*, 1893, 1 vol. in-18 de 636 p. cart......... **8 fr.**

Précis de petite chirurgie et de chirurgie d'urgence, par le Dr A. BERGERON. 1882, 1 v. in-18 jésus de 436 p., avec 374 fig. **5 fr.**

La pratique de la chirurgie d'urgence, par le Dr CORRE. 1872, 1 vol. in-18 de 216 pages....... **2 fr.**

Chirurgie du système nerveux, par le Dr GLANTENAY, prosecteur à la Faculté de médecine de Paris. 1897, 1 vol. in-16 de 400 pages avec figures, cart.......... **5 fr.**

Les pansements modernes, le pansement ouaté et ses applications à la thérapeutique chirurgicale, par A. GUÉRIN, membre de l'Académie de médecine. 1889, 1 v. in-16 de 392 p. avec fig. **3 fr. 50**

Précis iconographique des bandages, pansements et appareils, par le Dr GOFFRES. 1887, 1 vol. in-18 jésus avec 81 planches.
— Figures noires, cartonné.......... **18 fr.**
— Figures coloriées, cartonné.......... **36 fr.**

Arsenal de la chirurgie contemporaine, par les Drs GAUJOT et SPILLMANN. 1872, 2 vol. in-8, avec 1,437 figures.......... **32 fr.**

MÉDECINE OPÉRATOIRE

Précis d'opérations de chirurgie, par J. CHAUVEL, professeur à l'Ecole du Val-de-Grâce. 3e *édition*, augmentée de notions sur l'antisepsie chirurgicale. 1891, 1 vol. in-18 de LXXV-818 pages, avec 350 fig., cart.......... **9 fr.**

Précis de médecine opératoire. Aide-mémoire de l'élève et du praticien, par le Dr Ed. LEBEC, prosecteur de l'amphithéâtre des hôpitaux de Paris. 1885, 1 vol. in-18 de 468 p., avec 410 fig. **6 fr.**

Nouveaux éléments de médecine opératoire, par le professeur H. CHRÉTIEN. 1881, 1 vol. in-18 de 528 p. avec 184 fig. **6 fr.**

La pratique des opérations nouvelles en chirurgie, par le Dr GUILLEMAIN, prosecteur à la Faculté de médecine de Paris. 1895, 1 vol. in-18 jésus de 350 pages, cart.......... **5 fr.**

Précis d'anatomie topographique, par N. RUDINGER, professeur d'anatomie à l'Université de Munich. Edition française avec notes et additions, par P. DELBET, prosecteur à la Faculté de médecine de Paris. Introduction par le Dr LE DENTU, professeur de clinique chirurgicale à la Faculté de médecine de Paris. 1893, 1 vol. gr. in-8, 252 pages et 68 figures noires et coloriées, cart...... **8 fr.**

Nouveaux éléments d'anatomie chirurgicale, par B. ANGER, chirurgien des hôpitaux de Paris. 1869, 1 vol. gr. in-8 de 1,056 p., avec 1,069 fig. et un atlas in-4 de 12 pl. col.......... **40 fr.**
— *Séparément* : Texte, 1 vol. in-8. **20 fr.** — Atlas, 1 vol. in-4. **25 fr.**

Précis iconographique de médecine opératoire et d'anatomie chirurgicale, par Claude BERNARD et HUETTE. 1882, 1 vol. in-18 jésus, avec 113 pl., fig. noires, cart.......... **24 fr.**
— Figures coloriées, cart.......... **48 fr.**

OPHTALMOLOGIE

Traité des maladies des yeux, par le Dr GALEZOWSKI. 3e *édition*. 1888, 1 vol. in-8 de 1020 pages, avec 483 figures......... **20** fr.

Échelles optométriques et chromatiques accompagnées de tables pour le choix des lunettes, par le Dr GALEZOWSKI. 1883, in-8, 34 pl. noires et coloriées, cartonné.................... **7** fr. **50**

Traité iconographique d'ophtalmoscopie, par le Dr GALEZOWSKI. 2e *édition*. 1885, 1 vol. in-4 de 281 pages, avec 28 planches chromo-lithographiées, cart............................ **35** fr.

Échelles portatives des caractères et des couleurs, pour mesurer l'acuité visuelle, par le Dr GALEZOWSKI. 2e *édition*. 1890, in-18, 38 pl., cart.............................. **2** fr. **50**

Diagnostic des maladies des yeux, par la chromatoscopie rétinienne, par le Dr GALEZOWSKI. 1868, in-8, 207 p. 31 pl.. **7** fr.

Diagnostic et traitement des affections oculaires, par les Drs GALEZOWSKI et DAGUENET. 1886, 1 volume gr. in-8.... **18** fr.

Hygiène de la vue, par les Drs GALEZOWSKI et KOPFF. 1888, 1 vol. in-16 de 328 p., avec 44 fig........................... **3** fr. **50**

Hygiène de la vue, par le Dr MAGNE, 1 vol. in-16........ **2** fr.

Précis d'ophtalmologie chirurgicale, par le Dr MASSELON, chef de clinique de M. DE WECKER. 1886, 1 volume in-18 jésus avec 118 figures............................... **6** fr.

Leçons d'ophtalmologie, par le Dr BADAL, professeur à la Faculté de médecine de Bordeaux. 1881, 1 vol. in-8............... **5** fr.

Clinique ophtalmologique, par le Dr BADAL. 1879, 1 vol. in-8 de 208 pages.. **4** fr.

Clinique ophtalmologique, par les Drs GRAEFE et MEYER. 1866, 1 vol. in-8 de 272 pages avec figures...................... **8** fr.

Iconographie ophtalmologique, par le Dr SICHEL. 1852-1859, in-4, 840 pages, avec 80 pl. col............................. **120** fr.

Cristallin, anatomie et développement, usages et régénération, par le Dr CADIAT. 1876, in-8, 80 pages, avec 2 pl........... **2** fr. **50**

Anatomie pathologique de la conjonctivite granuleuse, par le Dr VILLARD. 1896, gr. in-8, 143 p., avec figures..... **3** fr. **50**

Maladies des yeux et des dents. Relations pathologiques entre les yeux et les dents, par le Dr COURTAIX. 1891, grand in-8, 144 pages.................................... **3** fr. **50**

Les kystes hydatiques de l'orbite, par le Dr MANDOUR. 1895, in-8, 117 pages................................... **3** fr.

Des irido-choroïdites, par CALDERON. 1875, in-8, 151 p.. **3** fr.

Ophtalmie scrofuleuse, par D. DE FORTUNET. 1889, gr. in-8. **2** fr. **50**

Énophtalmie et exophthalmie alternantes, par le Dr TERSON. 1897, gr. in-8, 54 p................................. **1** fr. **50**

Ophtalmie sympathique, par VIGNEAUX. 1877, in-8, 203 pages. Prix .... **4** fr.

Les troubles visuels dans leurs rapports avec les tumeurs du du chiasma, par le Dr JACQUEAU. 1896, gr. in-8, 100 pages. **3** fr.

OPHTALMOSCOPIE. OTOLOGIE. LARYNGOLOGIE

OPHTALMOSCOPIE

Précis iconographique d'ophtalmoscopie, par les D⁏ Haab, Terson et Cuénot. 1896, 1 vol. in-16 de 250 pages avec 64 planches coloriées, cart.. **12** fr.

Atlas d'ophtalmoscopie médicale, par le D⁏ Bouchut. 1876, 1 vol. in-4, avec 14 pl. en chromo, comprenant 137 fig., cart.... **35** fr

L'examen de la vision devant les conseils de revision et de réforme, dans la marine et dans l'armée, par le D⁏ Barthélemy. 1889, 1 vol. in-16, 336 p. avec fig. et pl. col........... **3** fr. **50**

Examen de la vision chez les employés de chemin de fer, par le D⁏ Redard. 1880, in-8, avec 4 planches coloriées..... **4** fr.

De l'acuité visuelle, par le D⁏ Bordier. 1893, gr. in-8..... **5** fr.

Les anomalies de la vision, par le D⁏ A. Imbert. 1889, 1 vol. in-16 de 365 pages, avec figures..................... **3** fr. **50**

La vision et ses anomalies, par le D⁏ Giraud-Teulon. 1881, 1 vol. gr. in-8 de 936 p., avec 117 figures.............. **20** fr.

Des troubles fonctionnels et organiques de l'amétropie et de la myopie, par le D⁏ Miard. 1873, 1 vol. in-8.......... **7** fr.

OTOLOGIE

Précis des maladies de l'oreille, par le D⁏ Gellé. 1885, 1 vol. in-18 de 708 pages, avec 157 figures..................... **9** fr.

Traité des maladies de l'oreille, par le D⁏ Bonnafont. 2ᵉ *édition*, 1873, 1 vol. in-8 de 700 pages .... **10** fr.

Diagnostic des affections de l'oreille, par le D⁏ Labit. 1892, gr. in-8, 115 pages..................... **3** fr.

L'oreille. Anatomie pathologique, par le D⁏ Rattel. 1895, 1 vol. in-18 de 190 p., avec 19 figures..................... **3** fr.

L'oreille, maladies chirurgicales, par les D⁏ˢ Schwartze et Rattel. 1896, 2 vol. in-18, 778 p..................... **20** fr.

Des tumeurs cartilagineuses des fosses nasales, par le Docteur J. Sicard. 1897, gr. in-8, 91 pages..................... **2** fr. **50**

LARYNGOLOGIE

Traité des maladies du larynx, du pharynx et des fosses nasales, par le D⁏ Lennox-Browne. Préface par le D⁏ Gouguenheim, 1891, 1 vol. in-8 de 650 pages avec 242 figures et 2 pl. color. **12** fr

Des tumeurs du larynx, par le D⁏ Ed. Schwartz. 1886, gr. in-8, 294 pages..................... **6** fr.

L'intubation laryngée dans le croup, par le D⁏ Hugues. 1895, gr. in-8 de 150 pages..................... **3** fr. **50**

L'intubation du larynx chez l'enfant et chez l'adulte, par le D⁏ Ferroud. 1894, gr. in-8, 150 pages.............. **3** fr. **50**

Hygiène de la voix parlée ou chantée, par le D⁏ Mandl. 1891, 1 vol. in-18 de 320 p. avec figures..................... **3** fr. **50**

Tumeurs bénignes de l'amygdale, par le D⁏ Ardenne. 1897, gr. in-8, 95 p..................... **2** fr. **50**

ENVOI FRANCO CONTRE UN MANDAT SUR LA POSTE